KRAFTWEG

MIX
Papier | Fördert
gute Waldnutzung
FSC® C106954

Dr. Michael Stingl:
Kraftweg

www.edition-a.at

Cover: edition a
Satz: Bastian Welzer
Lektorat: Lionel Hausheer

Gesetzt in der Premiera
Gedruckt in Europa

1 2 3 4 5 — 29 28 27 26

ISBN: 978-3-99001-924-5

Dr. Michael Stingl

KRAFT WEG

ME/CFS und Long Covid erkennen und behandeln

edition a

INHALT

Kapitel eins

IN DUNKLEN ZIMMERN

Kaum andere Krankheiten wurden in den letzten Jahren medial so stark diskutiert wie ME/CFS und Long Covid. Dabei fangen die Verwirrungen bereits bei den Begriffen an. Was versteckt sich hinter dieser Abkürzung? Und was genau bezeichnet Long Covid? Existieren diese Krankheiten erst seit der Coronapandemie? Und warum scheint sich die Medizin damit so schwerzutun? Zu Beginn des Buches sollen diese grundsätzlichen Fragen geklärt werden, um zu zeigen, was ME/CFS und Long Covid überhaupt sind.

Im Juni 2016 sitzt Jennifer Brea auf der samtroten, sanft ausgeleuchteten TED-Bühne. Normalerweise laufen Rednerinnen und Redner dort auf und ab, gestikulieren, füllen den Raum mit Energie. Brea tut nichts davon. Sie sitzt im Schneidersitz in einem Rollstuhl, spricht langsam, fast zögernd. Ihr Lachen ist herzlich, aber man spürt, wie viel Kraft es sie kostet. Schwer zu glauben, dass diese Frau noch wenige Jahre zuvor ein ganz anderes Leben führte.

Auf der Leinwand hinter ihr erscheinen Bilder aus ihrer Vergangenheit: schroffe Berge, sattes Grün, eine junge Frau in Bewegung, voller Neugier und Lebensdrang. In diesen Aufnahmen liegt etwas Ungebrochenes, ein Hunger auf die Welt und die Zukunft. Umso größer ist der Kontrast zu der Person, die nun mit schleppender Stimme ihre Geschichte erzählt.

Jennifer Brea war damals eine Doktorandin an der Harvard University. Sie arbeitete an einer Promotion in Politikwissenschaft, verbrachte lange Nächte in Bibliotheken und beschäftigte sich mit komplexen globalen Zusammenhängen. Diese Arbeit erschöpfte sie nicht; sie forderte sie auf jene anregende Weise, die ehrgeizige Menschen eher beflügelt als auslaugt. Sie reiste viel, lernte Fremdsprachen und hatte große Pläne, für ihre wissenschaftliche Laufbahn ebenso wie für ihr Privatleben. Bald wollte sie ihren langjährigen Partner heiraten.

Erschöpfung verstand sie damals als etwas Vorübergehendes, als einen Zustand, den man mit Disziplin, Schlaf oder Kaffee überwinden konnte. Sie plante ihre

Hochzeit, ihren Abschluss, ihr weiteres Leben. Jennifer Brea war 28 Jahre alt und fühlte sich, wie viele gesunde 28-Jährige, im Grunde unverwundbar.

Dann infizierte sie sich mit einem Virus. Zunächst maß sie dem keine besondere Bedeutung bei. Wie so viele Menschen wurde sie hin und wieder krank, ruhte sich aus, kochte sich Suppe, nahm Medikamente gegen Fieber und Schmerzen und wartete, bis es vorüberging. Meist war es nach ein paar Tagen vorbei.

Diesmal nicht.

Das Fieber wollte nicht weichen. Und als es schließlich sank, blieb etwas zurück: Schwindel, Schwäche, ein Nebel im Kopf. Wenn sie durch ihre Wohnung ging, stieß sie gegen Türrahmen oder Möbelstücke, als hätte ihr Körper plötzlich das Gefühl für Raum und Bewegung verloren. Trotzdem hielt sie all das zunächst für die Nachwirkungen eines besonders hartnäckigen Infekts. Sie ging zu verschiedenen Ärzten. Die Antworten ähnelten sich: Sie sei eben noch geschwächt, überarbeitet, erschöpft. Der Körper brauche manchmal länger, um sich zu erholen. Die Blutwerte waren unauffällig. Selbst als Brea längst spürte, dass mit ihr etwas Grundsätzliches nicht stimmte, änderte sich an dieser Einschätzung wenig. Vielleicht sei es ein langwieriger Infekt. Vielleicht spiele auch die Psyche eine Rolle. Sie solle sich schonen.

Doch ihr Leben bestand längst fast nur noch aus Schonung. Alles ordnete sich der Ruhe unter. Und trotzdem wurde sie von Tag zu Tag schwächer.

Als sie eines Tages versuchte, ihren eigenen Namen auf ein Blatt Papier zu schreiben, gelang es ihr nicht mehr. Ihr Gehirn wusste, was es tun wollte, aber die Verbindung zu ihrer Hand schien unterbrochen. Sie saß in einem Körper fest, der ihr plötzlich nicht mehr gehorchte, ohne dass irgendjemand ihr sagen konnte, warum.

Die Laborwerte blieben unauffällig. Das Einzige, was auf eine Krankheit hinwies, waren ihre Symptome: der Nebel im Kopf, die Empfindlichkeit gegenüber Reizen, die Überforderung schon nach kleinster Anstrengung. Sie konnte all das beschreiben, aber niemand konnte es messen, deuten oder in ein bekanntes Muster einordnen. Wo war der Beweis in ihrem Körper? Und was bedeutete es, wenn ein Leiden nur dort sichtbar war, wo es der Patient selbst empfand?

Zu der Erkrankung kam die Reaktion der Medizin. Einige Ärzte sagten ihr, sie sei einfach gestresst oder leide an einem unbewussten Trauma. Ein Neurologe diagnostizierte eine Konversionsstörung. Damit war nicht gemeint, dass sie simulierte. Aber die Botschaft war dennoch verheerend: Ihre Symptome seien nicht ausreichend biologisch erklärbar, sondern Ausdruck psychischer Konflikte. Keine dieser Erklärungen überzeugte Brea. Sie spürte, dass sie an der Ursache ihres Leidens vorbeigingen. Und solange niemand diese Ursache verstand, gab es auch keine Aussicht auf wirksame Hilfe.

Eine **Konversionsstörung**, heute meist funktionelle neurologische Störung (FND) genannt, ist eine Erkrankung mit echten neurologischen Symptomen, obwohl keine strukturelle Schädigung des Nervensystems nachweisbar ist. Das Problem liegt nicht in einer sichtbaren Verletzung oder Zerstörung von Nerven, sondern in einer gestörten Funktion des Nervensystems. Typische Symptome sind etwa Schwäche, Lähmungserscheinungen, Zittern, Anfälle, Sehstörungen, Taubheitsgefühle oder Sprachprobleme. Die Symptome sind real und oft stark einschränkend, aber nicht willentlich gesteuert. Psychischer Stress kann eine Rolle spielen, ist jedoch nicht bei allen Betroffenen die Ursache.

Sie dachte an ihre wissenschaftliche Ausbildung. Nicht jede Diagnose musste sich intuitiv richtig anfühlen, um wahr zu sein. Fachleute konnten recht haben, auch wenn die Betroffenen zweifelten. Eine Expertenmeinung allein aufgrund des eigenen Gefühls zurückzuweisen, erschien ihr nicht wissenschaftlich. Also wollte sie die Diagnose auf ihre Weise prüfen. Wenn das alles wirklich psychisch war, dann müsste sie sich doch der Situation stellen können. Sie beschloss, die zweieinhalb Kilometer von der Praxis des Neurologen zu Fuß nach Hause zu gehen. Vielleicht würde die Anstrengung etwas freilegen, eine Wahrheit, die sie bisher verdrängt hatte. Vielleicht war ihr Zustand wirklich nicht so schlimm, wie er sich anfühlte. Was hatte sie zu verlieren?

Auf diesem kurzen Heimweg schmerzte ihr der ganze Körper. Als sie ihre Wohnung erreichte, brach sie an der Türschwelle zusammen.

Dieser Moment wurde zum Kipppunkt. Die nächsten zwei Jahre verbrachte sie die meiste Zeit im Bett. Die Frau, die zuvor an Eliteuniversitäten gearbeitet, Pläne geschmiedet und die Welt bereist hatte, hatte nun kaum noch Kraft für die kleinsten Bewegungen. Geräusche erschöpften sie bis zur völligen Überlastung. Licht, Gespräche, selbst alltägliche Reize wurden zu einer kaum erträglichen Last.

Weil sie das Haus kaum noch verlassen konnte und oft monatelang in einem abgedunkelten Schlafzimmer lag, begann sie, sich mit dem Smartphone selbst zu filmen. Aus diesen Aufnahmen entstand später ihr Dokumentarfilm *Unrest*. Sie filmte sich beim Kriechen über den Boden, weil sie nicht mehr gehen konnte. Sie filmte die Verzweiflung ihres Mannes, die Hilflosigkeit der Ärzte, die Sprachlosigkeit ihrer Umgebung. Und durch das Internet entdeckte sie etwas, das ebenso erschütternd wie tröstlich war: Sie war nicht allein. Millionen Menschen auf der ganzen Welt lebten unter ähnlichen Bedingungen. Unsichtbar, hinter verschlossenen Türen.

Nicht nur die Symptome quälten sie, sondern auch diese Unsichtbarkeit. Weil niemand erklären konnte, was mit ihr geschah, reagierten viele Fachleute nicht mit Neugier, sondern mit Ausweichen. Was sie nicht einordnen konnten, behandelten sie, als sei es nicht wirklich da. Brea beschloss, diese Unsichtbarkeit nicht länger hinzunehmen.

Aus einer Patientin im Dunkeln wurde eine Aktivistin. Viele Betroffene waren zu krank, um selbst auf die Straße zu gehen. Also entwickelte sie mit der Initiative *MEAction* eine Form des Protests, die genau diese Abwesenheit sichtbar machte: leere Schuhe, aufgestellt auf öffentlichen Plätzen, unter dem Hashtag **#MillionsMissing**.

Überall auf der Welt erschienen Schuhpaare mit kleinen Botschaften daran, was die Krankheit den Menschen genommen hatte: ihre Arbeit, ihr Studium, ihre Beziehungen, ihr altes Leben.

Immer deutlicher wurde dabei, was Brea von Anfang an geahnt hatte und was viele andere Betroffene ihr bestätigten: Ihr Leiden war kein medizinischer Einzelfall, sondern Teil einer stillen, weitgehend unsichtbaren Krise. Eine Krankheit, die weltweit zahllose Menschen betraf und doch kaum erfasst, verstanden oder ernst genommen wurde. Aber was genau hatte ihr Leben zerstört? Und wie ließ sich etwas heilen, das von so vielen noch nicht einmal als wirkliche Krankheit anerkannt wurde?

Eine Krankheit, die es nicht geben dürfte

Myalgische Enzephalomyelitis (ME) oder das chronische Fatigue Syndrom (CFS): Jennifer gab der Krankheit mit den vielen Namen ein Gesicht und eine Stimme, die so laut war, dass sie schließlich 2016 auf der großen TED-Bühne gehört wurde. Ich erfuhr erst später von Jennifer und ihrer Geschichte, aber etwa zur Zeit dieses TED-Talks hörte auch ich das erste Mal von dieser seltsam ungreifbaren Krankheit.

Niemand hatte mir in meiner Ausbildung an der Universität oder in den Jahren als Assistenzarzt jemals von ME/CFS erzählt. Die Krankheit fand sich in keiner Vorlesung, wurde im Krankenhaus nicht diagnostiziert. Und was nicht gelehrt wird, das existiert nicht.

Im Medizinstudium lernt man früh, der Messbarkeit zu vertrauen. Werte, Bilder, Befunde, Kurven: Alles scheint darauf ausgerichtet, Krankheit sichtbar und damit beherrschbar zu machen. Auch mein Studium an der Universität Wien war davon geprägt. Es vermittelte Sicherheit, weil es den Eindruck erzeugte, für jedes Leiden müsse es irgendwo einen objektiven Marker geben. Gleichzeitig war schon damals klar, dass Medizin nie nur aus Daten besteht. Denn behandelt werden keine abstrakten Diagnosen, sondern Menschen – mit ihren Eigenheiten, ihren Widersprüchen, ihren sehr unterschiedlichen Körpern.

Erst in der Praxis zeigt sich, wie viel medizinische Arbeit im Deuten liegt. Beschwerden passen nicht immer sauber in Lehrbücher, Körper reagieren nicht nach Standardschema und viele Entscheidungen müssen fallen, bevor alle Fakten auf dem Tisch liegen. Natürlich stützt sich ärztliches Handeln auf Wissenschaft. Doch im Einzelfall braucht es oft auch Erfahrung, Urteilsvermögen und ein Gespür für Zwischentöne.

In der Neurologie lernte ich, Schlaganfälle zu behandeln, Epilepsien einzuordnen und die Leitgeschwindigkeit der Nerven zu messen. Sie ist ein Fach mit großartigen diagnostischen Möglichkeiten. Denn wer Therapien empfiehlt, die tief in das Leben eines Menschen eingreifen und nicht selten erhebliche Nebenwirkungen haben, will sich nicht allein auf das verlassen müssen, was sich zwar eindrücklich schildern, aber nur schwer messen lässt.

Erschöpfung ist aber schwer zu objektivieren. Sie gehört zum Beschwerdebild vieler sehr unterschiedlicher Erkrankungen und ist zugleich eine Erfahrung, die in milder Form auch gesunde Menschen kennen. Gerade deshalb wird sie medizinisch oft als unspezifisches Symptom behandelt und gerät gegenüber klar messbaren Befunden mit unmittelbaren Therapiefolgen leicht in den Hintergrund.

So kam es, dass ME/CFS für mich lange nicht wirklich existierte. Nicht aus bösem Willen, sondern aus schlichter Abwesenheit. Ich hatte im Studium kaum etwas darüber gehört, in der Ausbildung spielte die Erkrankung praktisch keine Rolle, und das Leitsymptom Erschöpfung schien mir zu unscharf, um daraus ein eigenes Krankheitsbild abzuleiten. Erst die Begegnung mit meinem ersten Patienten mit ME/CFS veränderte diese Sicht grundlegend. Das Gespräch mit ihm machte klar, dass es sich nicht um eine psychosomatische Erkrankung handeln konnte, von einer milden ganz zu schweigen. Diese Diskrepanz zwischen meiner eigenen Unwissenheit und der harten Realität ließ mich nicht mehr los.

Wie ich jetzt weiß, hatte er einen ähnlichen Weg hinter sich wie so viele andere Betroffene auch. Ein Infekt führte zu einer merklich herabgesetzten Leistungsfähigkeit. Versuche, dieser mit gesteigerter Aktivität und Sport zu begegnen, führten zu einer laufenden Verschlechterung, bis ein weiteres immunologisches Ereignis dann den endgültigen Absturz zur Folge hatte. Trotz zahlreicher auffälliger Befunde, die häufig Mosaiksteine im Gesamtbild ME/CFS sind, und auch trotz Abklärungen bei internationalen Spezialisten, die die Diagnose bestätigten, wurden die Beschwerden in Österreich auf psychosomatische Ursachen zurückgeführt – und entsprechend behandelt. Dies war nicht nur nicht hilfreich, sondern letztendlich kontraproduktiv.

Ich würde gern erzählen, dass mir der Fall von Anfang an klar war. Doch auch ich hatte bis dahin noch nie wirklich von ME/CFS gehört. Mein vorbestehendes Wissen über die Erkrankung erweiterte sich durch eine Recherche während der Anfahrt in der U-Bahn drastisch. Die Unkenntnis ging so weit, dass in meinem ersten Befund sogar von CSF/ME zu lesen ist, einer vollkommen bizarren Verdrehung des Namens. Das Krankheitsbild hatte in meiner medizinischen Laufbahn bisher schlichtweg nicht existiert, was zu genau der Odyssee führte, die die Betroffenen im Normalfall absolvieren müssen.

Und von diesen Betroffenen sah und hörte ich ab diesem Zeitpunkt immer mehr. Nicht weil ich plötzlich so vor Expertise zu diesem Thema gestrotzt hätte. Sondern vor allem deswegen, weil es eben keine Anlaufstellen für diese Erkrankung gab, die damit verbundenen Symptome meist falsch eingeordnet oder ME/CFS an sich in Zweifel gezogen wurde.

Ich sah und hörte deutlich, wie die Betroffenen litten, aber die Routinediagnostik zeigte keine Auffälligkeiten. Ich konnte erkennen, wie oft wohlmeinende Empfehlungen, die Aktivität zu steigern, mehr Sport zu machen, sich durchzubeißen, die Grenzen des Alltags immer enger machten. Es wurde mir deutlich bewusst, dass das biopsychosoziale Modell, das auf viele Krankheiten angewandt wird und biologische, psychische und soziale Faktoren zu einem Gesamtbild verknüpft, bei ME/CFS eine starke psychologische Schlagseite hatte. Die wesentlichen biologischen Treiber der Erkrankung wurden oft vom Tisch gewischt, die soziale Komponente von Arbeitsunfähigkeit, Existenzangst und Isolation ignoriert, dafür aus den oft vorhandenen psychologischen Folgen dieser Situation die Ursache gebastelt.

Hier liegt auch eines der besten Argumente, warum die Idee von ME/CFS als vorrangig psychiatrische

Erkrankung falsch ist – erkrankte Menschen wurden über Jahrzehnte unter exakt dieser Annahme behandelt, oft ohne sich bewusst zu sein, dass ME/CFS überhaupt existierte. Und trotz motivierter Mitarbeit an psychosomatischen Therapieangeboten oder aktivierender Behandlung wurde das Grundproblem nicht gelöst – oft ganz im Gegenteil. Wäre dieser Ansatz die Lösung für das Problem ME/CFS, dann hätten wir das Problem schlicht nicht.

Die Begegnung mit meinem ersten Patienten veranlasste mich, tiefer in die Geschichte von ME/CFS und ähnlichen Erkrankungen einzutauchen. Dabei machte ich eine überraschende Entdeckung. Es war nicht so, als wären diese Krankheiten völlig neu. Vielmehr waren sie in der Vergangenheit bereits erforscht, teilweise sogar intensiv diskutiert worden. Nur um dann im Laufe der Zeit umgedeutet und schließlich wieder vergessen zu werden.

Postvirale oder allgemeiner **postinfektiöse Syndrome** mit Erschöpfung bezeichnen anhaltende Beschwerden nach einer überstandenen Infektion. Typisch können Erschöpfung, verminderte Belastbarkeit, Schmerzen, Schlafstörungen oder kognitive Probleme sein. Diese Beschwerden können Wochen, Monate oder länger anhalten, auch wenn die akute Infektion abgeklungen ist. Nicht jedes solche Syndrom ist jedoch ME/CFS. ME/CFS ist eine klar definierte schwere Form innerhalb dieses Spektrums und zeichnet sich besonders durch eine beeinträchtigte Erholungsreaktion nach Belastung, Post Exertional Malaise (PEM), nicht erholsamen Schlaf und kognitive Probleme aus.

Die Kennmerkmale postinfektiöser Syndrome sind unter anderem:

- Die Beschwerden beginnen nach einer Infektion und halten deutlich länger an als die akute Erkrankung.
- Häufig sind Erschöpfung, verminderte Belastbarkeit, Schlafstörungen, Schmerzen oder kognitive Probleme.
- Bei ME/CFS kommt hinzu, dass Ruhe den Zustand nicht ausreichend bessert und Belastung die Symptome oft deutlich verschlechtern kann (PEM).
- Viele dieser Erkrankungen betreffen nicht nur ein einzelnes Organ, sondern mehrere Körpersysteme zugleich.
- ME/CFS, Long Covid und andere postinfektiöse Zustände können sich überschneiden, sind aber nicht identisch und werden nicht nur nach dem auslösenden Erreger unterschieden.

◌ Wichtig ist, dass Long Covid ein sehr breiter Begriff ist, der anhaltende oder neu auftretende gesundheitliche Beschwerden nach einer Infektion mit SARS-CoV-2 umfasst. Viele Menschen mit Long Covid können die Diagnosekriterien von ME/CFS erfüllen, dennoch sollten beide Bezeichnungen nicht gleichgesetzt werden.

Die Geschichte postinfektiöser Erschöpfungszustände beginnt nicht erst im 21. Jahrhundert. Schon nach der Russischen Grippe von 1889 und der Spanischen Grippe von 1918 finden sich Berichte über Menschen, die sich von der akuten Infektion nie wieder ganz erholten. Zeitgenössische Ärzte beschrieben anhaltende Schwäche, Schwindel, Schlafstörungen, Konzentrationsprobleme, »nervöse Erschöpfung« und eine auffällige Verminderung der Belastbarkeit. Diese historischen Krankheitsbilder lassen sich nicht automatisch mit dem Krankheitsbild gleichsetzen, das heute als ME/CFS bezeichnet wird. Aber sie zeigen, dass die Beobachtung lange anhaltender Beschwerden nach Infektionen viel älter ist als die moderne Debatte.

Im späten 19. und frühen 20. Jahrhundert fehlte die Sprache, um solche Zustände als eigenständige biologische Folgeerkrankungen zu fassen. Vieles wurde unter Begriffen wie Neurasthenie, Nervenschwäche oder postgrippaler Erschöpfung beschrieben. Gerade darin liegt aber spannenderweise eine historische Konstante: Die Beschwerden waren sichtbar, ihre Ursache aber blieb unklar. Was wir heute als mögliche postinfektiöse Multisystemerkrankung diskutieren, erschien damals oft als Mischung aus neurologischem, internistischem und psychischem Problem – also als etwas, das sich der klaren Einordnung entzog.

Systematischer greifbar wurde die Geschichte ab den 1930er-Jahren. Damals wurden in mehreren Ländern Ausbrüche eines polioähnlichen Krankheitsbildes beschrieben, bei dem nicht die typischen Lähmungen der Poliomyelitis im Vordergrund standen, sondern lang anhaltende Schwäche, Muskelschmerzen, kognitive Beschwerden und neurologische Auffälligkeiten. Besonders prägend wurde der Ausbruch am Londoner Royal Free Hospital im Jahr 1955. Dort erkrankten innerhalb weniger Monate mehr als 300 Menschen, vor allem Mitarbeitende des Krankenhauses; 255 mussten hospitalisiert werden. Die Symptome reichten von Hals- und Kopfschmerzen über Schwindel und Sehstörungen bis zu einer ausgeprägten körperlichen Schwäche. Auch wenn das Krankheitsbild in Teilen an Polio erinnerte, ein eindeutiger Erreger konnte nicht nachgewiesen werden.

Polio (Poliomyelitis) ist eine hochansteckende Virusinfektion, die vor allem Kinder betrifft und im schlimmsten Fall zu bleibenden Lähmungen führen kann. Das Poliovirus wird meist über verunreinigtes Wasser, Nahrung oder Hände übertragen. In schweren Fällen greift es motorische Nervenzellen im Rückenmark an und stört dadurch die Steuerung der Muskulatur. Besonders gefürchtet war die Lähmung der Atemmuskulatur, weshalb manche Betroffene in einer »Eisernen Lunge« beatmet werden mussten. Seit der Einführung wirksamer Impfstoffe ab 1955 und durch weltweite Impfprogramme ist Polio in vielen Regionen der Welt stark zurückgedrängt worden, aber noch nicht vollständig ausgerottet.

Im Jahr 1956 wurde für dieses Krankheitsbild der Begriff »benign myalgic encephalomyelitis« geprägt. Historisch war das ein entscheidender Moment, weil damit erstmals versucht wurde, die Erkrankung als eigenständiges medizinisches Phänomen zu benennen.

Aus heutiger Sicht ist dieser Name allerdings problematisch. Einerseits suggeriert das Wort »benigne« einen harmlosen Krankheitsverlauf. Andererseits legt »Myalgische Enzephalomyelitis« eine Entzündung von Gehirn und Rückenmark nahe, die sich bei

ME/CFS in diesem Wortsinn nicht nachweisen lässt. Historisch bedeutsam bleibt der Begriff trotzdem: Er markiert den Punkt, an dem die Medizin begann, ein Muster zu erkennen, das ihr bis heute Schwierigkeiten bereitet – schwere Erschöpfung, neurologische Beschwerden und lang anhaltende Einschränkungen nach einer wahrscheinlich infektiösen Erkrankung, ohne einfachen Laborbeweis und ohne klare organische Zuordnung.

Dass dieses Wissen nicht geradlinig weiterentwickelt wurde, ist Teil der traurigen Geschichte. In den folgenden Jahrzehnten wurden ähnliche Krankheitsbilder immer wieder neu benannt, umgedeutet oder psychologisiert. Spätestens in den 1980er-Jahren wurden sie in Teilen der Öffentlichkeit und Medizin als »Yuppie flu« verspottet. 1988 führte die US-Gesundheitsbehörde CDC schließlich den Begriff »chronic fatigue syndrome« ein – einen Namen, den viele Betroffene bis heute ablehnen, weil er die Schwere der Erkrankung sprachlich auf das unspezifische Symptom der Erschöpfung reduziert. Gleichzeitig wurden auch Diagnosekriterien eingeführt, die den Begriff deutlich verbreiterten. Viele Menschen, die damals mit »CFS« diagnostiziert wurden, erfüllten wohl nicht die diagnostischen Kriterien für die Erkrankung, die heute als ME/CFS bezeichnet wird.

So zieht sich durch die Geschichte von ME/CFS ein wiederkehrendes Muster: Die Krankheit wird beobachtet, beschrieben, wieder angezweifelt und erst viel später erneut ernst genommen.

Die 1990er-Jahre bis etwa 2010 waren in der ME/CFS-Forschung stark von Modellen beeinflusst, die die Erkrankung als Folge von Dekonditionierung, Schonverhalten oder die Krankheit aufrechterhaltenden Überzeugungen verstanden. Auf dieser Grundlage wurden vor allem kognitive Verhaltenstherapie (CBT) und Graded Exercise Therapy (GET) empfohlen. Ein prominentes Beispiel für diese Interpretation war die britische PACE-Studie mit einem bis heute bemerkbaren Nachhall.

PACE war mit 641 Teilnehmenden eine der größten CFS-Studien ihrer Zeit. Zwischen 2005 und 2010 wurden an mehreren britischen Zentren vier Behandlungsarme verglichen: fachärztliche Standardversorgung allein oder kombiniert mit CBT, GET oder Adaptive Pacing Therapy (nicht zu verwechseln mit dem später noch geschilderten Konzept des Pacing!). Die Studie war groß, öffentlich finanziert und an renommierten Universitäten angesiedelt – genau deshalb hatte ihr Ergebnis besonderes Gewicht.

Die vier Behandlungsarme waren:

1. Kognitive Verhaltenstherapie (CBT): eine Psychotherapie, die Denk- und Verhaltensmuster verändern soll.

2. Graded Exercise Therapy (GET): ein Programm, bei dem die körperliche Aktivität schrittweise gesteigert wird.
3. Adaptive Pacing Therapy (APT): ein Ansatz des Energie- und Aktivitätsmanagements, bei dem sich die Belastung an der vorhandenen Energie orientiert.
4. Specialist Medical Care (SMC): fachärztliche Standardbehandlung ohne eine dieser zusätzlichen Spezialtherapien.

Letztendlich kamen die Autoren zu dem Ergebnis, dass kognitive Verhaltenstherapie und ein stufenweise gesteigertes Bewegungstraining am besten helfen würden. Diese Schlussfolgerung prägte viele Leitlinien und Behandlungsempfehlungen. Später geriet die Studie jedoch stark in die Kritik. Ein zentraler Vorwurf war, dass die Forscher im Lauf der Studie verändert hatten, was überhaupt als »Besserung« oder »Genesung« gelten sollte. Dadurch wirkten die Ergebnisse günstiger, als sie nach den ursprünglichen Maßstäben ausgefallen wären. Außerdem stützten sich die positiven Effekte vor allem auf Selbstauskünfte der Patienten in Fragebögen, während objektivere Messungen – also Daten, die weniger von Erwartungen oder Hoffnungen der Teilnehmer beeinflusst werden – deutlich weniger überzeugend waren. Dies betraf beispielsweise die Wiederaufnahme der Arbeitstätigkeit oder die zurückgelegte Wegstrecke.

Die Diagnosekriterien, die zum Einschluss in die Studie herangezogen wurden, sind aus heutiger Sicht obsolet, da das Vorhandensein von Post Exertional Malaise, mittlerweile weitgehend anerkanntes Kardinalmerkmal von ME/CFS, darin nicht als unbedingt notwendig gelistet ist. Der Fokus lag klar auf dem Symptom der Erschöpfung. Dies ist vor allem deswegen relevant, weil körperliches Training, das bei Erschöpfung hilfreich sein kann, bei ME/CFS zu einer Verschlechterung im Sinne von PEM führt. Allein diese Tatsache macht die Schlussfolgerung der Studie aus heutiger Sicht problematisch.

Inzwischen gilt PACE als Symbol für eine Phase der ME/CFS-Forschung, in der ein mittlerweile als falsch erkanntes Krankheitsmodell weitreichende Folgen für die Versorgung hatte. Das bedeutet nicht, dass jede psychotherapeutische Unterstützung nutzlos wäre: Sie kann Menschen mit ME/CFS helfen, mit einer schweren chronischen Erkrankung besser umzugehen. Sie ist aber nicht als Behandlung der zugrunde liegenden Krankheit zu sehen. Noch deutlicher ist die Neubewertung bei GET: Leitlinien wie jene von NICE in England raten inzwischen von Programmen ab, die auf einer festen schrittweisen Steigerung körperlicher Aktivität beruhen, weil sie PEM auslösen können und damit den Zustand verschlechtern. An die Stelle solcher Standardprogramme ist heute ein individuelles Energie- und Belastungsmanagement getreten, das die Grenzen der Betroffenen respektiert.

Die eigentliche Tragweite der PACE-Studie liegt daher weniger nur in einem wissenschaftlichen Streitfall als in ihren praktischen Folgen. Über Jahre wurde sie als Beleg dafür gelesen, dass Betroffene vor allem ihre Aktivität steigern und ihre Krankheitsüberzeugungen korrigieren müssten. Für viele Menschen mit ME/CFS bedeutete das Therapien und Reha-Empfehlungen, die an ihrem eigentlichen Problem vorbeigingen – oder ihren Zustand sogar anhaltend verschlechterten.

Erst in den letzten Jahren, besonders seit der Corona-Pandemie, hat sich diese Sichtweise in wichtigen Teilen der Medizin spürbar verändert. Dazu beigetragen haben nicht nur die Ausmaße von Long Covid, sondern auch Betroffene und Aktivistinnen wie Jennifer Brea, die sichtbar gemacht haben, wie schwer und zerstörerisch diese Erkrankungen sein können. Mit der wachsenden Konfrontation mit postinfektiösen Langzeitfolgen setzte auch wissenschaftlich ein Umdenken ein.

Das *US Institute of Medicine* bezeichnete ME/CFS bereits 2015 als schwere, chronische, komplexe Systemerkrankung und hob die Post Exertional Malaise (PEM), also die durch Belastung ausgelöste Verschlechterung, als klinisches Kernmerkmal hervor. Trotzdem blieb die Forschung über Jahre weit hinter dem Bedarf zurück, obwohl frühere Beobachtungen nach SARS-1, EBV und anderen Infektionen längst Hinweise darauf geliefert hatten, dass Infektionen schwere und lang anhaltende Folgeerkrankungen auslösen können.

Jahrzehntelang war ME/CFS ein blinder Fleck der Medizin – trotz der dazu in Diskrepanz stehenden hohen Zahl an Betroffenen. Für Deutschland werden heute rund 650.000 Erkrankte geschätzt, vor der Pandemie lagen die Schätzungen eher bei etwa 250.000. Für Österreich reichen die aktuellen Schätzungen bis zu 80.000 Betroffene. Damit ist ME/CFS nicht nur medizinisch, sondern auch gesellschaftlich und wirtschaftlich von erheblicher Bedeutung: Viele Erkrankte sind über Jahre hinweg teilweise oder vollständig arbeitsunfähig. Modellrechnungen gehen davon aus, dass Long Covid und ME/CFS in Deutschland allein im Jahr 2024 gesellschaftliche Kosten von rund 63,1 Milliarden Euro verursacht haben. Und dennoch blieb die Krankheit im öffentlichen Bewusstsein lange nahezu unsichtbar. Die Betroffenen kämpften im Stillen, oft in abgedunkelten Zimmern, während Forschungsgelder fehlten und medizinische Strukturen hinter dem Problem zurückblieben. Gerade darin liegt das eigentlich Verstörende: Nicht, dass diese Krankheit unsichtbar gewesen wäre, sondern dass man so lange bereit war, an ihr vorbeizusehen. Dieses Buch soll einen Beitrag dazu leisten, diesen Umstand zu ändern.

Kapitel zwei

DAS LEXIKON DER POSTINFEKTIÖSEN SYMPTOME

ME/CFS, PEM oder POTS – in der Sprache über postinfektiöse Symptome fallen häufig komplizierte, scheinbar sinnlose Abkürzungen und Begriffe. Doch dahinter verbergen sich Symptome und Phänomene, die der Medizin Rätsel aufgeben und die Betroffenen vor große Herausforderungen stellen. Erschöpfungskrankheiten fordern nicht nur einen neuen Blick auf die Medizin, sondern auch neue Begriffe. Diese sollen hier vorgestellt werden.

Postinfektiöse Syndrome, oft auch – nicht ganz treffend – als postvirale Erschöpfungskrankheiten bezeichnet, sind selbst den meisten Medizinern noch relativ neu. Ein sehr spezielles postinfektiöses Syndrom, ME/CFS, ist zwar seit den 1950ern bekannt, hat aber erst in der Coronazeit eine breite Rezeption erfahren. Postinfektiöse Syndrome sind so komplex und vielschichtig und mit so vielen unserer Organe verbunden, dass es eine eigene Sprache braucht, um fachlich über Symptome, Ursachen und Krankheitsbilder sprechen zu können. Es hilft nicht, dass viele Begriffe lange, unverständliche Namen tragen wie Myalgische Enzephalomyelitis, Chronisches Fatigue Syndrom oder Post Exertional Malaise. Abkürzungen wie ME/CFS helfen auch nicht.

Um das Verständnis zu erleichtern, sollen hier die wichtigsten Fachbegriffe erklärt werden. Sie kommen in diesem Buch immer wieder vor, manche von ihnen werden noch eingehender beleuchtet. Um den Überblick nicht zu verlieren, folgt nun ein kleines Lexikon der postinfektiösen Symptome.

Postinfektiöse Syndrome beziehungsweise Postakute Infektionssyndrome (PAIS): Der Überbegriff, in den nicht erklärbaren Multisystemerkrankungen eingeordnet werden, die nach viralen oder bakteriellen Infekten auftreten. Von ihnen handelt dieses Buch. Eine sehr spezifische Form ist ME/CFS, die auch ohne vorhergehenden Infekt auftreten kann. Dazu gibt es eher unspezifische postinfektiöse Erschöpfungserkrankungen, die zwar gesteigerte Erschöpfung, aber keine Post Exertional Malaise aufweisen.

ME/CFS: Die Abkürzung steht für »Myalgische Enzephalomyelitis« und »Chronisches Fatigue Syndrom«. ME/CFS ist eine schwere Multisystemerkrankung und setzt sich aus zwei Begriffen zusammen.

Der Begriff der Myalgischen Enzephalomyelitis wurde in den 50er-Jahren geprägt. Myalgisch bedeutet Muskelschmerz, Enzephalo- bezeichnet das Gehirn und -myelitis die Entzündung des Rückenmarks. In den 50er-Jahren dachte man, schwere Erschöpfungssymptome würden durch eine Entzündung in Gehirn und Rückenmark entstehen, dem zentralen Nervensystem. Heute wissen wir, dass die Sache nicht so »einfach« ist. Bei Betroffenen liegt eine Störung des Nervensystems vor, sowie des Immunsystems und des Energiestoffwechsels, doch es gibt meist keine nachweisbare Entzündung im eigentlichen Sinn des Wortes. Die Ursachen dürften woanders liegen, wie wir später noch sehen werden.

Das Chronische Fatigue Syndrom bezieht sich auf das konstante Gefühl von Müdigkeit und Erschöpfung, unter dem der Betroffene leidet. Im Unterschied zu einer »gewöhnlichen« Erschöpfung verspüren Betroffene mit CFS auch nach langen Ruhephasen keine Erholung. Die Erschöpfung bleibt und verschlechtert sich im schlimmsten Fall sogar. Erschöpfung ist dazu noch ein sehr allgemeiner Begriff und kommt bei einer großen Zahl von anderen Erkrankungen ebenfalls vor.

ME/CFS äußert sich nicht bloß durch Erschöpfung, sondern verändert die Fähigkeit des Körpers, Belastungen zu verarbeiten. Bereits geringe körperliche, geistige oder emotionale Anstrengung kann zu deutlichen Verschlechterungen des gesundheitlichen Zustands führen, auch wenn diese Verschlechterung manchmal erst verzögert auftritt. Im Unterschied zu anderen Erkrankungen sind es eben nicht bloß körperliche Belastungen wie laufen oder Stiegen steigen, die zu einer Verschlechterung des Zustands führen, sondern auch geistige Anstrengungen wie nachdenken oder diskutieren, aber auch emotionale Reaktionen wie Angst oder Euphorie. Ebenso beeinflussen äußerliche Reize wie Licht oder Geräusche den Organismus.

ME/CFS ist eine Multisystemerkrankung. Sie ist nicht psychisch. Da sie jedoch äußerst komplex ist, den gesamten Organismus betrifft und noch nicht gut erforscht ist, gibt es noch keine Tests, mit denen Ärzte die Diagnose ME/CFS schnell und einfach stellen können. Doch die Krankheit ist längst anerkannt: von WHO, CDC und anderen Gesundheitsorganisationen.

Die genauen Auslöser für ME/CFS sind noch nicht bekannt. Meist tritt sie jedoch nach einer Viruserkrankung auf. Dazu zählt in den letzten Jahren vor allem Covid-19.

ME/CFS ist zu unterscheiden von:

- **Normaler Müdigkeit:** verschwindet nach Ruhephasen, etwa nach einem gesunden Schlaf von ausreichender Dauer.
- **Chronischer Erschöpfung:** Erschöpfung ist ein Bestandteil vieler Erkrankungen, mit oft fehlender Besserung nach dem Schlaf und damit einhergehender Beeinträchtigung des Alltags. Leichte Aktivierung kann bei vielen Formen von krankheitsbezogener Fatigue hilfreich sein, was sie von PEM abgrenzt.
- **Dekonditionierung:** In der Medizin spricht man von Dekonditionierung, wenn es zu Leistungsabfall und Erschöpfung durch Inaktivität kommt. Wenn jemand, der früher viel Sport getrieben hat, aufgrund von Arbeit oder Familie keine Bewegung mehr macht, fühlt sich diese Person oft müde und erschöpft. Dieser Zustand bessert sich jedoch schnell, wenn die Aktivität angehoben wird. Bei Betroffenen mit ME/CFS ist dies gefährlich: Bereits leichte Belastung kann zu Crashs führen.
- **Depression:** Bei Depressionen können ähnliche Symptome auftreten, jedoch gibt es wichtige Unterschiede. Der größte davon wird im Gespräch mit Betroffenen deutlich: Depressive Menschen

sprechen davon, nicht mehr zu »wollen«, sie sehen keinen Sinn und verspüren keine Lust. Die Erschöpfung geht mit einer Antriebslosigkeit einher. Menschen mit ME/CFS wollen hingegen unbedingt, können jedoch schlicht nicht. Was zu einem Teufelskreis führen kann: Im unbändigen Willen, endlich wieder etwas zu tun, gehen sie über ihre Grenzen und verschlechtern so ihren Zustand.

Post Exertional Malaise (PEM): Die PEM (übersetzt als belastungsinduzierte Zustandsverschlechterung) ist das Kennmerkmal von ME/CFS. Sie bezeichnet die Verschlechterung des Gesundheitszustands nach körperlicher, geistiger oder emotionaler Belastung. Das ist im Sinne einer falsch ablaufenden Erholungsreaktion zu sehen.

PEM kann bereits bei sehr geringer Belastung, etwa nach einem Spaziergang, zu einer längeren Bettlägerigkeit führen, oder zeitlich verzögert auftreten. Die Erholung von Belastung dauert überproportional lange. Es braucht oft Tage oder Wochen, bis sich der Betroffene »erholt« hat. In schweren Verläufen gelingt das gar nicht, der verschlechterte Zustand wird zur neuen Normalität.

PEM betrifft mehrere Organe und Körperfunktionen gleichzeitig: Schmerzen in Gelenken und Muskeln, Konzentrationsschwierigkeiten, Kreislaufprobleme, Krankheitsgefühl. Das Heimtückische der PEM ist, dass sie, je nach Ausprägung von ME/CFS, bereits nach geringen alltäglichen Handlungen wie Zähneputzen, Duschen oder einer Diskussion mit einem Freund ausbrechen kann.

Crash: Während PEM eher der medizinische Fachbegriff ist, sprechen Betroffene oft von einem Crash. Wo die Belastungsgrenze liegt, ab der ein Crash einsetzt, ist oft nur schwer festzustellen und bei jedem Betroffenen individuell. In der Therapie von ME/CFS geht es in erster Linie darum, Crashs zu vermeiden und dem Körper so die Möglichkeit zu geben, sich langsam zu erholen. Im Unterschied zu einer »normalen« Überanstrengung dauern die Folgen von Crashs oft tage- bis monatelang an. Ruhe hilft kaum, die Folgen des Crashs zu beseitigen.

Long Covid: Unter den Überbegriff Long Covid fallen alle Erkrankungen und Probleme, die nach einer Infektion mit dem Coronavirus auftreten können. Zu diesen können häufig postinfektiöse Syndrome wie ME/CFS gehören. Es gibt jedoch auch Long-Covid-Phänomene, die keine klassischen Erschöpfungskrankheiten sind. Zu den Häufigsten gehören:

- Organschäden: Vernarbungen in der Lunge (Fibrose), Herzmuskelentzündungen (Myokarditis) oder Entzündungen im Gehirn können nach einer Coronaerkrankung auftreten. Diese Organschäden sind mit klassischen bildgebenden Verfahren gut zu erkennen und zu diagnostizieren. Die Medizin weiß meist, wie sie solche Probleme zu behandeln hat.

- Atemprobleme: anhaltende Atemnot oder chronischer Husten. Diese müssen aber nicht mit einer systemischen Erschöpfung einhergehen.
- Neurologische Störungen: Die Sinne können nach einer Coronaerkrankung dauerhaften Schaden erleiden. Dazu gehören Anosmie (der Verlust des Geruchssinns) oder andere direkte Nervenschäden, auch Beeinträchtigung der kognitiven Funktion. Die Belastungstoleranz leidet hier aber für gewöhnlich nicht, zumindest nicht im Sinne von PEM.
- SARS-CoV-2 kann, wie andere Erreger auch, das Auftreten von bestimmten Erkrankungen, von Schlaganfall über Diabetes bis Demenz, begünstigen.

Posturales orthostatisches Tachykardiesyndrom (POTS): Herzrasen im Stehen, begleitet von Kreislaufsymptomen wie Schwindel. Bei Abklärung durch Standardverfahren wie EKG oder Herzultraschall lassen sich jedoch meist keine Schäden des Herzens finden. Die Diagnose wird mithilfe eines Stehtests gestellt, wo Anstieg der Herzfrequenz und Symptome provoziert werden. POTS kann auch ohne Vorliegen von ME/CFS zu Erschöpfung und eingeschränkter körperlicher und geistiger Leistungsfähigkeit führen. Eine Kombination von Kreislaufproblemen wie POTS und ME/CFS ist aber relativ häufig. Eine andere Variante ist die sogenannte orthostatische Hypotension, bei der ein deutlicher Abfall des Blutdrucks im Stehen mit Symptomen verbunden ist.

Mitochondriale Dysfunktion: Die Mitochondrien könnten eine wichtige Rolle bei ME/CFS spielen, wie die neue Forschung nahelegt (mehr dazu später). Mitochondrien sind die Kraftwerke der Zellen. Wenn ihre Funktion beeinträchtigt ist, kann dies zu Erschöpfung führen.

Brain Fog: Die Probleme bei geistiger Aktivität, die bei ME/CFS vorkommen, werden von Betroffenen oft als Brain Fog oder Gehirnnebel bezeichnet. Aus neurologischer Sicht ist das kein besonders präziser Begriff. Es stehen Probleme bei Konzentration und Aufmerksamkeit, aber auch Wortfindung und Kurzzeitgedächtnis im Vordergrund. Die Ermüdbarkeit bei geistiger Tätigkeit ist gesteigert. Konkret werden dadurch beispielsweise Gespräche oder das Lesen zunehmend schwierig und müssen abgebrochen werden.

Sensorische Überempfindlichkeit: Ein Symptom von ME/CFS. Betroffene reagieren überproportional stark auf Reize wie Licht, Geräusche, Berührungen oder Gerüche. In schweren Fällen müssen sie ihr Leben in abgedunkelten Räumen unter strikter Reizabschirmung verbringen.

Pacing: Die bisher effizienteste Methode zum Energiemanagement bei ME/CFS, die sich in der Praxis gut bewährt hat. Es handelt sich bei Pacing-Strategien um Strategien zur Vermeidung von Überbelastung. Mehr dazu später.

Kapitel drei

EINE KLEINSTADT VERSCHWINDET

Wie Corona den Blick auf postinfektiöse Symptome veränderte

Vor Corona wurden postinfektiöse Erschöpfungskrankheiten meist als psychosomatisch eingeordnet. Die Pandemie veränderte den Blick darauf völlig. Doch es kam auch zu Begriffsverwirrungen rund um das Thema Long Covid. Allmählich lernt die Medizin, mit diesen lange ignorierten Krankheiten richtig umzugehen. Doch die Versorgung ist noch lückenhaft, die Stigmatisierung groß. Dennoch hat die Corona-Pandemie eine Entwicklung angestoßen, die nicht mehr aufzuhalten ist. Das ist auch wichtig, denn postinfektiöse Erschöpfungserkrankungen sind häufiger, als wir denken. Und sie nehmen stetig zu.

Wie die Statistiken am Ende von Kapitel eins zeigen, veränderte sich mit der Corona-Pandemie die Aufmerksamkeit für ME/CFS und postinfektiöse Erschöpfungskrankheiten schlagartig. Das hatte mehrere Gründe.

Zum einen stieg die Zahl der Betroffenen rasant an, sie hat sich Schätzungen zufolge mehr als verdoppelt. Trotz der Tatsache, dass das Risiko für ME/CFS nach Covid-19 ähnlich hoch zu sein scheint wie nach anderen Infektionen, hat es durch SARS-CoV-2 in sehr kurzer Zeit sehr viele neue Fälle gegeben.

Zum anderen hat wohl kaum eine Krankheit in der jüngeren Geschichte eine so starke mediale Berichterstattung erfahren wie Covid-19. Und wo genauer hingeschaut wird, dort fällt auch mehr auf. Long Covid war das Schlagwort, hinter dem sich lange Zeit postinfektiöse Erschöpfungskrankheiten wie ME/CFS versteckten. Denn als die ersten Schrecken der Corona-Pandemie abgeklungen waren, stellte sich heraus, dass es ungewöhnlich viele Menschen mit Langzeitfolgen nach einer Coronainfektion gab. Zunächst wurden diese anhaltend betroffenen Menschen als »Covid Long-Haulers« bezeichnet. Der Begriff Long Covid fand nach einem Tweet der selbst betroffenen Archäologin Elisa Peregro im Mai 2020 große Resonanz und verfestigte sich im Sprachgebrauch. Der Begriff der Post-Covid Condition wurde von der WHO 2021 eingeführt, in den USA ist auch PASC, also »Post-acute sequelae of Covid 19« gebräuchlich. Aktuell ist Post Covid jene medizinische Bezeichnung, die für Symptome verwendet wird, die auch zwölf Wochen nach abgelaufener Infektion noch vorhanden sind, während Long Covid eher medial und auch von Betroffenen selbst verwendet wird. Wir werden noch genauer sehen, wie sich Long Covid und ME/CFS unterscheiden, aber auch überschneiden. Was klar ist: Durch die große Relevanz und vermehrte meidale Berichterstattung gelangte das einstige Nischenthema in den Mainstream der gesellschaftlichen Aufmerksamkeit. Und das zu Recht.

Corona und seine Folgen

Ein winziges Teilchen an biologischem Material schwebt durch die Luft. Zusammen mit Staub, Tröpfchen und Tausenden anderen Partikeln landet dieses Ding auf der klebrigen Schleimhaut menschlicher Atemwege.

Kleine, spitze Proteine tasten nach einem passenden Schlüsselloch an der Oberfläche der Wirtszelle, irgendwann macht es »Klick« und der Schlüssel des Virus dockt an. Ein dünner Strang fremder Erbinformation schlängelt sich in die menschliche Zelle. Erst Tage später wird der Betroffene etwas bemerken. Es wird Wochen dauern, bis die lokale Gemeinschaft etwas bemerkt. Aber nur wenige Monate, bis die Welt nicht mehr dieselbe ist.

Im Spätherbst 2019 sprang ein neuartiges Coronavirus, heute als SARS-CoV-2 bekannt, in der chinesischen Millionenmetropole Wuhan auf den Menschen über. Die genauen Umstände sind bis heute nicht abschließend geklärt. Für die Behandlung macht es keinen Unterschied.

Neue virale Erkrankungen sind selten reine Zufallsereignisse. Zwar ist der letztendliche Übersprung oft zufallsbehaftet, doch dieser Zufall wird durch ökologische, gesellschaftliche und biologische Bedingungen wahrscheinlicher gemacht.

Was als lokales Rätsel um »atypische Lungenentzündungen« begann, verwandelte sich durch die enge Vernetzung unserer modernen Welt binnen Wochen in einen globalen Flächenbrand. Während die ersten Warnrufe verhallten, reiste das Virus unbemerkt in den klimatisierten Kabinen von Langstreckenflügen um den Erdball. Von den Skipisten der Alpen bis zu den glitzernden Metropolen der US-Westküste breitete sich der Erreger aus, noch bevor die Weltgemeinschaft das Ausmaß der Bedrohung begriff. Das Virus nutzte dabei unsere größte Stärke, unsere soziale Natur, gegen uns: Jedes Lachen, jedes Gespräch und jedes Treffen wurde zum Vehikel für einen winzigen, aber hocheffizienten Eindringling.

Im Frühjahr 2020 kam die Welt schließlich zum Stillstand, als die Bilder aus Bergamo und New York die Verwundbarkeit moderner Gesundheitssysteme schmerzhaft offenlegten. Es folgte eine Ära der Extreme: Lockdowns und verlassene Straßen auf der einen Seite, ein beispielloser wissenschaftlicher Sprint zur Entwicklung von mRNA-Impfstoffen auf der anderen. Das Virus mutierte weiter, trieb Wellen von Delta- und Omikron-Varianten vor sich her und zwang die Menschheit in einen jahrelangen Rhythmus aus vorsichtiger Öffnung und neuerlicher Isolation.

Heute, im Jahr 2026, blicken wir auf eine Zeit zurück, die nicht nur Millionen Leben forderte, sondern die Architektur unserer Gesellschaft dauerhaft verändert hat. In einer globalisierten Welt ist die Gesundheit eines Einzelnen auf einem fernen Markt untrennbar mit der Sicherheit der gesamten Weltgemeinschaft verbunden.

Doch noch während wir alle uns an diesen Rhythmus gewöhnten, noch während wir über die neue Normalität schimpften und von der Rückkehr zur alten träumten, hatte sich das Leben vieler Betroffener für immer verändert. Was als »milder Verlauf« begann, verwandelte sich für zahlreiche Menschen in einen Albtraum, aus dem sie nicht mehr aufwachen können.

Mit Lisa[1] sprach ich das erste Mal per Telemedizin. Auch ich versuchte damals, in den ersten Monaten der Pandemie, direkten Kontakt mit Patienten zu vermeiden, wenn es nicht unbedingt notwendig war. Sie trug eine Sonnenbrille in ihrem eigenen Wohnzimmer. »Das Licht der Deckenlampe sticht wie Nadeln«, entschuldigte sie sich leise. Sie erzählte langsam, sie schien kaum Kraft für ihre Worte zu haben.

Lisa war 27 Jahre alt und hatte im Frühjahr 2020 ein paar Tage an Fieber und Husten gelitten. Nichts Besonderes. Sie blieb zu Hause, isolierte sich. In den ersten Tagen habe sie Angst gehabt, erzählte sie, die Geschichten von lebensbedrohlichen Verläufen waren in allen Medien

---

[1] Die hier beschriebenen Patientenfälle sind an reale Fälle angelehnt, wurden für dieses Buch jedoch anonymisiert und verändert, um keine realen Personen identifizierbar zu machen.

zu lesen. Doch sie habe Glück gehabt, ihren Freund habe es schlimmer getroffen. Ihr Fieber sei bald wieder gefallen. Ihr Freund habe wochenlang schwer gehustet, auch leichte Atemprobleme gehabt. Doch während er nun wieder laufen konnte, kam sie nicht vom Sofa hoch. »Ich will unbedingt«, sagte sie mir. »Aber ich kann einfach nicht.«

Sie blieb in einem permanenten Zustand hängen, den sie als »grippale Erschöpfung ohne Ende« beschrieb. Sie erzählte mir von ihrem ersten Versuch, wieder arbeiten zu gehen. Nach wenigen Stunden vor dem Bildschirm sei ihr Kopf so vernebelt gewesen, dass sie die einfachsten E-Mails nicht mehr sinnerfassend lesen konnte.

Ich war nicht ihre erste Anlaufstelle. Ihre Anamnese las sich wie eine zufällige Auflistung medizinischer Fachgebiete. Sie schilderte mir ihre Odyssee: Der Hausarzt hatte auf Depression getippt, nicht selten in dieser Weltlage. In der Lungen-Fachklinik hieß es, sie sei lediglich dekonditioniert, also ihre längere Inaktivität habe sich negativ auf ihre Gesundheit ausgewirkt. Der Rat dort: »Gehen Sie laufen und mehr in die Sonne.«

Aber nach jedem Spaziergang ließen ihre Beine sie im Stich. Nachts zitterte sie vor Kälte, während ihr Puls im Liegen unvermittelt in die Höhe schoss.

Ich sah durch die Kamera, wie sie während des Erzählens immer blasser wurde. Sie musste das Gespräch kurz unterbrechen, um sich hinzulegen. Als sie wieder sitzen konnte, sagte ich ihr, es sei nun wichtig, jede Überanstrengung zu vermeiden. Wir würden eine individualisierte Therapie entwickeln, um ihre Symptome bestmöglich in den Griff zu bekommen. Sie litt nicht an Depression, sie war auch nicht dekonditioniert. Lisa war das klassische Beispiel für ein postinfektiöses Syndrom.

Von Long Covid zu ME/CFS

Vor der Corona-Pandemie war ME/CFS eine Krankheit, die sich in den statistischen Randnotizen verlor. Weltweit lebten schätzungsweise 15 bis 30 Millionen Menschen mit diesem Leiden, doch sie waren die »Unsichtbaren« der Medizin: Eine Gruppe von Betroffenen, die in abgedunkelten Zimmern existierte, während die Forschungsgelder an ihnen vorbeiflossen. Wie bereits erwähnt, hat sich die Zahl der weltweit Betroffenen seitdem Schätzungen zufolge von 70 auf 140 Millionen wohl mehr als verdoppelt. In Deutschland und Österreich stiegen die Zahlen ebenso rasant: In Deutschland von 250.000 auf 600.000, in Österreich von 25.000 auf 80.000. Wenn wir uns die deutschen Zahlen ansehen, könnten wir sagen: Eine Stadt wie Leipzig oder Dortmund verschwindet, wie vom Erdboden verschluckt.

Mit dem weltweiten Auftreten von SARS-CoV-2 änderten sich die statistischen Grundvoraussetzungen von ME/CFS schlagartig. Was als respiratorisches Virus begann, bei dem sich die Betroffenen besonders in den ersten Tagen oder Wochen vor schweren Verläufen fürchteten, hinterließ eine Spur chronischer Verwüstung: Ein relevanter Teil der Infizierten kehrte nach der akuten Phase nicht mehr in das normale Leben zurück.

Die statistische Wucht dieser »Long Hauler« (auf Deutsch »Langstreckenfahrer«), wie sie zu Beginn genannt wurden, wirkte wie ein Brandbeschleuniger für die Sichtbarkeit postinfektiöser Erkrankungen. Es wurde rasch klar, dass dies nicht nur eine vorübergehende Erschöpfung war – etwas, das Ärzte, die sich mit ME/CFS befassten, und vor allem auch Menschen, die schon vor der Pandemie an ME/CFS erkrankten, von Beginn an vorhersahen.

Bei einer Vielzahl der vor allem schwer betroffenen Long-Covid-Patienten verfestigten sich nämlich die Symptome nach sechs Monaten zu einem Krankheitsbild, das wir bereits kannten, aber viel zu lange ignoriert hatten: ME/CFS.

Long Covid ist nicht gleich ME/CFS. Die Pandemie brachte zahlreiche begriffliche Verwirrungen und Gleichsetzungen mit sich, die nach heutiger Erkenntnis nicht stimmen. Long Covid ist so etwas wie ein Überbegriff für alle Leiden, die nach einer akuten Covid-Erkrankung bleiben. Das kann in manchen Fällen klinisch ME/CFS sein, in anderen aber auch eine vernarbte Lunge oder Geruchs- und Geschmacksverlust.

Gleichzeitig ist auch nicht jeder postinfektiöse Erschöpfungszustand gleichbedeutend mit ME/CFS. Erschöpfung nach viralen oder bakteriellen Infekten kann nämlich auch unspezifisch, oft nur vorübergehend, sein.

Wir wollen uns in diesem Buch mit jenen Folgen von Long Covid beschäftigen, die unter die Bezeichnung der postinfektiösen Syndrome fallen.

Die Gemeinsamkeiten und Unterschiede von Long Covid und ME/CFS kurz zusammengefasst

Gemeinsamkeiten:

- Beide Erkrankungen zählen zu den postinfektiösen Syndromen
- Betroffene leiden oft unter Fatigue (Erschöpfung)
- Betroffene leiden oft unter kognitiven Störungen (etwa Brain Fog)
- Betroffene leiden oft unter autonomer Dysfunktion, also einer Störung des autonomen Nervensystems (zum Beispiel Schwindel, Herzrasen)
- Es handelt sich um Multisystemerkrankungen (Nerven-, Immun-, Kreislauf- und andere Systeme sind betroffen)

Unterschiede:

- Long Covid tritt nach einer Infektion mit SARS-CoV-2 auf, ME/CFS kann durch verschiedene

Infektionen, aber auch andere Ursachen ausgelöst werden.

- Long-Covid-Symptome können in vielen Fällen innerhalb von Monaten besser werden, ME/CFS ist meist chronisch.
- Das zentrale Merkmal von ME/CFS ist PEM.
- Long Covid ist nicht so klar definiert wie ME/CFS.
- ME/CFS kann eine Folge von Long Covid sein, aber nicht jeder Fall von Long Covid ist ME/CFS.

Mittlerweile rangiert ME/CFS in Deutschland und Österreich in einer Größenordnung mit Krankheiten wie Diabetes Typ 1 oder Epilepsie und tritt häufiger auf als zum Beispiel Parkinson oder Multiple Sklerose. Doch während für andere chronische Leiden etablierte Behandlungspfade und spezialisierte Zentren existieren, klafft für die alten und neuen ME/CFS-Patienten im Gesundheitssystem nach wie vor eine gefährliche Versorgungslücke. Hauptbetroffene sind Frauen im jüngeren Erwachsenenalter, das entspricht auch meinen Erfahrungen. Der genaue Grund hierfür ist noch nicht erklärt, doch es gibt ein paar Erklärungsansätze. Frauen haben durchschnittlich ein aktiveres Immunsystem als Männer, ihre Antikörper reagieren stärker auf Eindringlinge. Das verstärkt auch ihre Entzündungsreaktionen. Im besten Fall haben sie damit eine stärkere Immunabwehr. Im schlechten Fall jedoch kommt es zu einer Fehlregulation, die dann umso stärkere Auswirkungen hat. Auch von Autoimmunerkrankungen, bei denen das Immunsystem falsch reguliert ist, sind häufiger Frauen betroffen. ME/CFS hat einen ersten Erkrankungsgipfel um den Beginn der Pubertät, wo das Risiko von Mädchen, an ME/CFS zu erkranken, im Vergleich zu Burschen deutlich zunimmt. Es ist also anzunehmen, dass auch hormonelle Faktoren eine Rolle spielen. Dazu gibt es eine soziale Komponente: Frauen leisten überproportional Care-Arbeit, wo angepasste Aktivität, also Pacing, schlicht nicht umsetzbar ist. Von der häufigen Doppelbelastung Beruf und Kinderbetreuung ganz zu schweigen. Das erschwert die Rekonvaleszenz.

Die Coronapandemie lässt sich durchaus als ein historischer Wendepunkt beschreiben. Während Erschöpfungszustände nach Infektionen wie dem Pfeifferschen Drüsenfieber oder der Influenza bereits seit Jahrzehnten bekannt waren, aber meist zu sporadisch auftraten, um massenwirksam zu sein, fungierte SARS-CoV-2 als massenhafter Auslöser. Plötzlich bildeten Angehörige und wehrhafte Betroffene einen unüberhörbaren Chor und brachten veraltete Erklärungsmodelle in Bedrängnis.

»Das ist doch bloß psychisch«

Lange Zeit dominierte in der Medizin die Ansicht, postinfektiöse Erschöpfung und ME/CFS seien primär ein psychisches Problem. Corona hat diesen Diskurs radikal verändert: Durch die schiere Evidenz von Millionen organisch erkrankter Menschen wurde offensichtlich, dass es sich bei dieser »Erschöpfung« um eine schwere körperliche Problematik handelt. Dies hat eine beispiellose Forschungswelle zu biologischen Ursachen wie Autoimmunität und Durchblutungsstörungen ausgelöst, von der hoffentlich alle postinfektiös Erkrankten profitieren. Vor Corona war die medizinische Praxis eine ganz andere.

Keine Experten, keine Forscher, keine Ärzte haben absichtlich »weggeschaut«. Die Unsichtbarkeit von ME/CFS ist ein Resultat unseres Verständnisses von Medizin. Die moderne Medizin beruft sich auf überprüfbare Zahlen, Fakten, Empirie, Tests und Laborergebnisse, Blutbilder, Röntgenaufnahmen oder MRT-Befunde. Das ist grundsätzlich keine schlechte Idee. Wer will sich schon von einem Neurologen behandeln lassen, der aus einem Gefühl heraus folgenschwere Behandlungen vorschlägt? Das Problem ist nur: Manchmal bleiben Ergebnisse nicht aus, weil keine Krankheit da ist, sondern weil unsere Untersuchungsmethoden mangelhaft sind. Um das mit einem Beispiel aus der Physik zu verdeutlichen: Viele Theorien von Albert Einstein konnten erst viele Jahrzehnte nach seinem Tod bestätigt werden. Nicht weil sie falsch waren, sondern ihrer Zeit voraus. Es gab schlicht noch keine Instrumente, sie empirisch zu überprüfen.

Die Standarddiagnostik bei ME/CFS-Betroffenen liefert meist unauffällige Ergebnisse. Was nach unserem Medizinverständnis im Umkehrschluss bedeutet, dass die Krankheit keine biologischen Grundlagen hat. Ohne einen Labortest, der die Fehlfunktion der Mitochondrien oder die Durchblutungsstörungen in den kleinsten Gefäßen nachweist, hatten Ärzte lange Zeit kein Werkzeug in der Hand. Was man nicht messen konnte, wurde kurzerhand als »rein subjektiv« angesehen. Über Jahrzehnte hinweg wurde das Thema in den medizinischen Lehrbüchern fast ausschließlich unter der Rubrik »Psychosomatik« oder »Somatisierungsstörung« abgehandelt.

Psychosomatik bezeichnet das Zusammenspiel von psychischen, biologischen und sozialen Faktoren bei Gesundheit und Krankheit. Psychosomatische Beschwerden sind nicht »eingebildet«, sondern reale körperliche Symptome, bei denen psychische Faktoren eine wesentliche Rolle spielen. Beispiele sind etwa Magenschmerzen bei Angst oder Nackenverspannungen bei Stress.

Bei einer **Somatisierungsstörung** leiden Betroffene unter körperlichen Symptomen, für die sich keine einfache, rein organische Erklärung finden lässt.

Postinfektiöse Syndrome, wie ME/CFS, sind ebenfalls reale Erkrankungen, aber mit einer im Vordergrund stehenden biologischen Ursache. Der Unterschied liegt nicht darin, dass das eine

»echt« und das andere »psychisch« wäre, sondern in den vermuteten Krankheitsmechanismen und der diagnostischen Einordnung.

Anstatt nach biologischen Ursachen zu forschen, wurde die Erschöpfung als Ausdruck einer depressiven Verstimmung oder einer fehlerhaften Krankheitsverarbeitung fehlgedeutet. Diese falsche Kategorisierung wirkte wie eine wissenschaftliche Sackgasse: Gelder flossen in Verhaltenstherapien statt in die Virologie oder Immunologie, und das eigentliche körperliche Problem wurde durch diese »psychologische Brille« systematisch übersehen. Ein teuflischer Kreislauf. Eine ähnlich selbstverstärkende Dynamik entwickelt auch das Leitsymptom der Krankheit, die unvermeidlichen Crashs nach einer Anstrengung, der immer enger werdende Radius des Lebens.

Die Folge: Die Patienten verschwinden aus dem öffentlichen Raum. Wer an PEM leidet, verbringt sein Leben oft in den eigenen vier Wänden und ist unfähig, am sozialen Leben teilzunehmen. Diese Menschen haben keine Lobby. Sie können nicht auf die Straße gehen und für ihre Rechte demonstrieren, weil das ihre Gesundheit weiter schädigen würde. Da sie für das Gesundheitssystem und die Gesellschaft physisch oft nicht mehr präsent waren, wurden sie schlichtweg vergessen. Corona hat diesen Menschen wieder etwas mehr Aufmerksamkeit verschafft.

Während postinfektiöse Syndrome ohne auffälligen Laborbefund vor der Pandemie mittelfristig meistens als psychosomatisch eingeordnet und entsprechend behandelt wurden, hat Covid-19 durch die hohe Zahl an neuen Betroffenen zwangsläufig den fehlenden Effekt dieses Ansatzes deutlich gemacht.

Gleichzeitig lieferte die Forschung zunehmend die Belege, dass das Fehlen eines Befundes in Standardtests nicht das Fehlen einer Krankheit bedeutet, sondern lediglich die Grenzen der aktuellen Diagnostik aufzeigt.

Mit dem Bewusstsein für den blinden Fleck wurden nun auch erste handfeste Strukturen geschaffen, die sich langsam entwickeln. Während ME/CFS-Patienten vor der Pandemie als »Systemsprenger« zwischen den Fachdisziplinen verloren gingen, wurden nach 2020 weltweit Post-Covid-Ambulanzen etabliert – und gerade in Österreich leider zum größten Teil auch wieder geschlossen.

Fehlende Versorgung

Eine flächendeckende Versorgung von postinfektiösen Syndromen und ME/CFS bleibt weiterhin ein Hirngespinst, die reale Versorgung ein sehr löcheriger Fleckerlteppich. Während Patienten in Ballungsräumen mit Universitätskliniken Zugang zu Ambulanzen haben, bleiben Betroffene im ländlichen Raum oft auf sich allein gestellt. Viele Hausärzte sind aufgrund der hohen Patientenlast und fehlender Zeitvorgaben im Abrechnungssystem immer noch nicht ausreichend geschult oder mit den Rahmenbedingungen ausgestattet, um die komplexen Diagnosen einer postinfektiösen Symptomatik zu stellen. Wer eine adäquate Behandlung erhält, hängt somit oft mehr vom Wohnort und der Hartnäckigkeit bei der Terminsuche ab als von der medizinischen Notwendigkeit. Gleichzeitig kochen auch Spezialambulanzen weiterhin mit der dünnen Suppe der aktuellen Therapie-Evidenz.

Im Sozial- und Versicherungsrecht mahlen die Mühlen extrem langsam. Patienten müssen nach wie vor zermürbende Kämpfe um Erwerbsminderungsrenten oder den Grad der Behinderung führen. Die Begutachtungspraxis bei Rentenversicherungen und Ämtern stützt sich oft noch auf veraltete Kriterien, die die PEM, das zentrale Merkmal von ME/CFS, nicht ausreichend berücksichtigen. Da die Patienten »äußerlich gesund« scheinen und Standard-Untersuchungen unauffällig bleiben, werden Anträge regelmäßig mit dem Hinweis auf eine vermeintliche psychische Komponente abgelehnt, was die Betroffenen in existenzielle Nöte stürzt.

Da Versicherungsanstalten dazu keine vollständigen offiziellen Fallzahlen veröffentlichen, ist unklar, wie viele Anträge von Menschen mit ME/CFS oder Long Covid insgesamt abgelehnt wurden. Eine Recherche von APA, ORF und DOSSIER in Österreich fand jedoch in einer nicht repräsentativen, systematisch ausgewerteten Stichprobe von 124 Gutachten aus 71 Verfahren heraus, dass in rund 79 Prozent der Verfahren Leistungen abgelehnt oder entzogen wurden. Auffällig war dabei, dass vorab gestellte Diagnosen ME/CFS oder Long Covid oft nicht als Hauptdiagnose anerkannt, zentrale Symptome wie PEM kaum berücksichtigt und stattdessen nicht selten psychische oder psychosomatische Diagnosen vergeben wurden. Für viele Betroffene kann das bedeuten, dass sie ohne ausreichende Absicherung bleiben und sozial abrutschen.

Zentrale Kritikpunkte sind Qualität und Rahmenbedingungen der Gutachten. Oft haben Gutachter nur wenig Zeit für eine Untersuchung. Das komplexe Leitsymptom, also der verzögerte Zusammenbruch nach Anstrengung, kann in diesem Rahmen kaum erfasst werden. Da Patienten für den Arzttermin oft ihre letzten Kräfte mobilisieren, wirken sie in diesem Moment gesünder, als sie im Alltag sind, was regelmäßig zu Fehlbeurteilungen führt.

Auch bei der Feststellung des Grades der Behinderung gibt es erhebliche Hürden. Die aktuellen Einschätzungsverordnungen berücksichtigen die spezifischen Einschränkungen von ME/CFS-Patienten wie Licht- oder Geräuschempfindlichkeit nur unzureichend. Betroffene fordern daher dringend eine Reform dieser Verordnung, damit sie Zugang zu Unterstützungsleistungen wie Behindertenpass, Kündigungsschutz oder Rehageld erhalten.

Das Problem ist dabei durchaus vielschichtig. ME/CFS war in den letzten Jahrzehnten und ist auch weiterhin nur bedingt Teil der medizinischen Ausbildung.

Das vorherrschende Paradigma in dieser Zeit war die psychiatrische Einordnung, und Paradigmen ändern sich nur langsam. Zu oft sind Betroffene mit der Tatsache konfrontiert, dass an ME/CFS nicht »geglaubt« wird oder dass die auf den ersten Blick vielleicht unspezifischen Symptome nicht in den Kontext von ME/CFS eingeordnet werden. Dass es keinen einfachen und vor allem für Betroffene ungefährlichen Test gibt, um PEM festzustellen, tut das Übrige. Gleichzeitig muss man betonen, dass ME/CFS anhand der Anamnese, der klinischen Diagnosekriterien und vor allem auch durch Beobachtung des Verlaufs sehr wohl aktiv diagnostiziert werden kann.

In der Forschung wurden zwar schon viele Puzzleteile der postinfektiösen Syndrome entdeckt, aber die kausale Therapie, quasi die eine Tablette, die die Krankheit heilt, existiert auch 2026 noch nicht. Die meisten Behandlungen sind weiterhin rein symptomatisch und oft experimentell. Learning by doing, sozusagen. Für viele Betroffene bleibt der medizinische Fortschritt vorerst ein theoretisches Versprechen.

In meiner Arbeit habe ich gute Erfahrungen mit der Pacing-Methode gemacht, einem aus der Praxis heraus entwickelten Verfahren. Kurz gesagt bedeutet es: striktes Haushalten mit Energiereserven. Das Pacing verwandelt sich zurzeit in Fachkreisen von einer »Patienten-Strategie« zu einer offiziell anerkannten medizinischen Intervention. In den neuen Behandlungsleitlinien wie der britischen NICE-Leitlinie von 2021 zu

ME/CFS, der deutschen Long-Covid-Leitlinie oder der WHO-Empfehlung zur Behandlung von Long Covid ist die Vermeidung von Überlastung das primäre Ziel, was die klassische Physiotherapie und Sportmedizin dazu zwingt, ihre Konzepte für diese Patientengruppe völlig neu zu definieren. Von einem wünschenswerten Königsweg ist das aber noch weit entfernt. Von einer breiten Akzeptanz genauso.

Trotz der medialen Präsenz bleibt das soziale Unverständnis im privaten und beruflichen Umfeld bestehen. Betroffene erleben weiterhin Skepsis von Freunden, Verwandten oder Arbeitgebern, wenn sie Verabredungen kurzfristig absagen müssen oder nicht mehr voll leistungsfähig sind. Der Druck, »endlich wieder gesund zu werden«, ist in einer auf Optimierung ausgerichteten Gesellschaft enorm. Diese soziale Isolation und das Gefühl, sich ständig rechtfertigen zu müssen, haben sich für viele auch nach der Pandemie kaum gebessert. Das hat tiefere, kulturelle Gründe.

»Du musst doch nur wollen«

In einer Welt, die auf maximale Effizienz, ständige Leistungsbereitschaft und die Überwindung jeder körperlichen Grenze getrimmt ist, wirkt eine Krankheit, deren Hauptmerkmal der totale Systemzusammenbruch nach kleinster Belastung ist, wie ein bösartiger Witz. Wer nicht mehr »funktioniert«, gerät in unserer

Leistungsgesellschaft fast augenblicklich unter Rechtfertigungsdruck. Erschöpfung wird in einer Kultur, die das »Burn-out« paradoxerweise oft als Trophäe der Fleißigen missversteht, schnell moralisiert. Wer müde ist, gilt als schwach; wer dauerhaft erschöpft ist, wird verdächtigt, sich nur nicht genug anzustrengen oder der harten Realität entfliehen zu wollen. »Crazy or Lazy.«

Diese tief verwurzelten Vorurteile sind neben den eigentlichen Leiden der zweite Kampf, den ME/CFS-Betroffene führen. Es ist ein unsichtbarer Kampf gegen einen weitverbreiteten Glaubenssatz, der besagt: »Du musst dich nur zusammenreißen.« Wie schwer dieses gesellschaftliche Erbe auf den Schultern der Erkrankten lastet und warum unsere kollektive Abneigung gegen das »Nicht-Können« den Weg zur Heilung so massiv blockiert, ist ein Thema, das weit über die Grenzen der Arztpraxis hinausgeht – für die Heilung aber eine ebenso wichtige Rolle spielt wie die beste medizinische Therapie.

Kapitel vier

DIE PSYCHOLOGIE DER MÜDIGKEIT

Die härtesten Gegner sind nicht nur die Symptome von ME/CFS, Long Covid oder anderen Erkrankungen dieser Art. Es sind mindestens ebenso sehr die Stigmatisierungen und Vorurteile, die den Betroffenen auf der Suche nach Hilfe und Heilung begegnen. Das vorherrschende Gefühl ist eine bleierne, jeden Gedanken verlangsamende Müdigkeit, eine Erschöpfung, die selbst nach exzessiven Ruhephasen nicht verschwindet und nach banalsten Aktivitäten an Drastik zunimmt. Doch dieses Symptom stößt in der breiten Gesellschaft noch immer auf wenig Akzeptanz: Faulheit, Antriebslosigkeit oder schlicht die falsche Einstellung wird Betroffenen oft vorgeworfen. In den Ratschlägen zu mehr Bewegung oder einer positiveren Grundhaltung finden sich diese Vorurteile implizit selbst in der Diagnose von Ärzten. ME/CFS ist eine organische, keine psychische Krankheit. Doch Erschöpfung ist nach wie vor ein oft psychologisch verstandenes Phänomen. Diese Überzeugung behindert die Heilung und vergrößert das Leid der Patienten.

Es war Ende 2022 und ich stand in einem Stiegenhaus, um Fabian zu treffen. Am Telefon sagte mir sein Vater, er schaffe es nicht die Treppe hinunter, geschweige denn wieder hinauf. Ob ich nicht vorbeikommen könne. Also machte ich mich auf den Weg zur Wohnung seiner Eltern.

Fabians Vater öffnete mir die Tür. Er war ein Mann Anfang sechzig, dessen Gesicht tiefe Furchen der Sorge und Erschöpfung trug. Er flüsterte, während er mir den Mantel abnahm: »Er liegt in seinem Kinderzimmer. Wir mussten alles abdunkeln.«

Der Anblick, der sich mir bot, war erschütternd. Fabian, 32 Jahre alt, der vor der Pandemie Projekte geleitet und Gewichte gehoben hatte, lag in einem schmalen Bett zwischen alten Jugendbüchern und Plastikkisten, seltsam fremd in der Kinderzimmerumgebung.

Nach dem Zusammenbruch in der Reha war er nicht mehr in der Lage gewesen, allein zu leben. Er hatte seine Wohnung aufgeben, seinen Job kündigen und zurück zu den Eltern ziehen müssen. Ein erwachsener Mann, der nun, an schlechten Tagen, beim Waschen und Essen auf die Hilfe seines Vaters angewiesen war.

Er schilderte mir die Wochen in der Reha, in die man ihn mit der Diagnose »Depression« geschickt hatte. Man hatte ihn dort jeden Morgen zum Gruppensport eingeteilt. Wenn er sagte, seine Beine fühlten sich an wie Blei und sein Herz rase wie verrückt, entgegneten die Therapeuten, er solle sich keine Sorgen machen. Er müsse bloß die Therapie fortsetzen. Er müsse den Schmerz

»durchlaufen«. Fabian, der immer ein Leistungsträger gewesen war, glaubte ihnen, schließlich war das auch immer seine eigene Überzeugung gewesen. Er pushte sich gern. Nur pushte er sich diesmal über jede Grenze hinaus, bis die Lichter ausgingen. Aus der Reha kam er als Pflegefall zurück.

Solche Fälle machen mich wütend, weil sie vermeidbar gewesen wären. Spätestens in der Reha wäre die Post Exertional Malaise gut beobachtbar gewesen. Es fehlte an Wissen und Ressourcen. Fabian ist ein tragisches Beispiel dafür, dass eine falsche Diagnose bei ME/CFS nicht nur ein Irrtum ist, sondern lebensverändernde Folgen haben kann. Und diese falschen Diagnosen kommen bei postinfektiösen Syndromen und ME/CFS viel zu häufig vor. Es vergehen oft Jahre, bis ME/CFS letztendlich diagnostiziert wird. Jahre, die im Therapieprozess nicht so einfach zurückgeholt werden können. Ein Grund für diese häufigen Fehldiagnosen ist ein völlig falsches Verständnis von Erschöpfung.

Die vielen Arten der Erschöpfung

Wenn ein Patient mit dem Leitsymptom »Erschöpfung« eine Praxis betritt, beginnt oft ein medizinischer Blindflug, der sowohl für den Arzt als auch für die Betroffenen frustrierend ist. Das Problem liegt zumindest teilweise in der mangelnden Trennschärfe: Erschöpfung ist ein unspezifisches Symptom, das bei fast jeder chronischen

Erkrankung auftreten kann. Die diagnostische Herausforderung besteht darin, zwischen einer gewöhnlichen Erschöpfung oder Ermüdung, einer Dekonditionierung, einer depressiven Antriebslosigkeit und einer schweren systemischen Erkrankung wie ME/CFS zu unterscheiden. Da es in der kassenärztlichen Praxis oft an Zeit für die notwendige tiefgreifende Anamnese fehlt, bleibt es häufig bei Routinediagnostik, die bei postinfektiösen Syndromen keine Ergebnisse liefert, wodurch die Betroffenen ohne klare Diagnose im System hängen bleiben. Hier noch einmal die Unterscheidung dieser häufig verwechselten Phänomene, die sich in vielen Fällen in einem tiefgehenden Anamnesegespräch voneinander abgrenzen lassen:

- **Natürliche Erschöpfung:** Tritt bei zu hoher Belastung auf, etwa in besonders harten Arbeitszeiten mit Schlafmangel und Dauerstress. Fällt der Stressor weg und erhält der Körper Ruhephasen, tritt eine deutliche Verbesserung ein.
- **Dekonditionierung:** Inaktivität führt zu einem Verlust an Ausdauer und Muskelkraft und damit zu Erschöpfungserscheinungen und eingeschränkter Leistungsfähigkeit. Wird schrittweise die regelmäßige Aktivität wieder aufgenommen, verbessert sich der Zustand.

- **Depression:** Gekennzeichnet unter anderem durch Antriebslosigkeit. Antriebslosigkeit beschreibt vor allem das Fehlen des inneren Impulses, ins Handeln zu kommen. Dazu gehören auch gedrückte Stimmung und Interessensverlust.
- **Fatigue:** Eine krankhafte körperliche oder geistige Erschöpfung, die sich durch Ruhe oft nicht ausreichend bessert und im Kontext vieler Erkrankungen vorkommt, auch postinfektiöser Syndrome.
- **PEM:** Eine belastungsinduzierte Verschlechterung von Symptomen nach oft geringer Anstrengung, häufig verzögert und anhaltend. Sie ist das Kardinalmerkmal von ME/CFS.

Die Liste der möglichen Ursachen hinter einer chronischen Erschöpfung ist lang und erfordert eine genaue Abklärung. Mediziner und Medizinerinnen müssen unter anderem nach Eisenmangel, Schilddrüsenfehlfunktionen, Krebserkrankungen, chronischen Entzündungen oder Autoimmunerkrankungen wie Lupus erythematodes suchen. Auch Schlafapnoe oder hormonelle Dysbalancen können sich hinter einer extremen Müdigkeit verbergen. Die Gefahr besteht darin, bei unauffälligen Standardwerten vorschnell die Diagnose

»Burn-out« oder »Depression« zu stellen. Während diese Erkrankungen zwar existieren und ernst zu nehmen sind, führt eine psychologische Behandlung bei einer ME/CFS-Erkrankung oft in eine Sackgasse, da die PEM dabei völlig ignoriert wird.

Ärzte stehen unter dem Druck, effizient zu arbeiten. Dem gegenüber steht die oft komplexe, facettenreiche Schilderung der Beschwerden bei postinfektiösen Syndromen und ME/CFS. Betroffene mit Erschöpfungssymptomen werden durchaus oft als »mühsam«, »schwierig« oder »nervig« wahrgenommen. Selbst im medizinischen Kontext herrscht oft das Bild vor, der Patient müsse sich nur »zusammenreißen« oder durch Sport wieder fit werden – ein Ratschlag, der, wie wir bereits an Fabians Beispiel gesehen haben, bei ME/CFS fatale Folgen haben kann. Das alles sind Vorurteile, die weder dem Arzt helfen, eine richtige Diagnose zu stellen, noch den Betroffenen, sich für sich selbst angemessen einzusetzen.

Die Geschichte der Erschöpfung

Die Vorurteile unserer Gesellschaft gegenüber Erschöpfung, oder eben etwas wertender ausgedrückt: der »Müdigkeit«, sind tief und verstricken auf komplizierte Art und Weise Betroffene in einem System, das am Ende Ärztinnen und Ärzten ihre eigene Arbeit erschwert und den Patienten schadet.

Die Abwertung von Erschöpfung hat eine lange Geschichte. Schon in der antiken Humoralpathologie wurden körperliche Zustände, Affekte und Temperamente miteinander verknüpft. Menschen galten als sanguinisch, cholerisch, melancholisch oder phlegmatisch – je nach angenommener Zusammensetzung ihrer Körpersäfte. Müdigkeit, Trägheit oder Reizbarkeit erschienen damit nicht nur als vorübergehende Zustände, sondern auch als Ausdruck einer bestimmten Konstitution. Erschöpfung konnte so leicht als Eigenschaft eines Menschen gelesen werden, nicht bloß als Signal seines Körpers.

Im christlich geprägten Mittelalter wurde Trägheit zusätzlich moralisch aufgeladen. Aus der spirituellen Nachlässigkeit der *acedia* entwickelte sich die Vorstellung, Trägheit sei nicht nur unerquicklich, sondern verwerflich. In der Neuzeit verschob sich diese Moralisierung in weltlichere Formen. Mit Arbeitsethos, Industrialisierung und kapitalistischer Leistungsideologie wurde Müdigkeit immer stärker als Mangel an Disziplin, Produktivität oder Selbstkontrolle lesbar. Wer nicht leistungsfähig war, erschien nicht als erschöpft, sondern als defizitär.

Diese Denkfigur prägt die Gegenwart bis heute. In einer Kultur der Selbstoptimierung gilt Erschöpfung selten als legitime Grenze des Körpers, sondern eher als Zeichen von schlechtem Zeitmanagement, mangelnder Resilienz oder unzureichender Disziplin. Fitnesstracker, Effizienzroutinen und die dauernde Vermessung der eigenen Leistung haben diese Haltung nicht erfunden, aber sie haben sie perfektioniert. Wer erschöpft ist, hat in dieser Logik nicht einfach zu viel geleistet, sondern angeblich zu wenig aus sich gemacht.

Gerade deshalb werden pathologische Formen von Erschöpfung so oft missverstanden. Was bei Gesunden die vorübergehende Folge von Stress, Schlafmangel oder Überlastung ist, hat mit krankhafter Fatigue nur begrenzt zu tun. Zwar ist in den vergangenen Jahrzehnten das Bewusstsein für Erschöpfung gewachsen – etwa im Zusammenhang mit Burn-out, Mental Health oder Work-Life-Balance. Doch gerade dadurch wurde Erschöpfung oft vor allem psychologisch gedeutet. Bei postinfektiösen Syndromen wie ME/CFS greift das zu kurz. Psychologische Unterstützung kann helfen, mit einer schweren chronischen Krankheit umzugehen. Aber sie behebt nicht die zugrunde liegende Erkrankung.

Projektion und Fehlurteile: Wie unser Denken die Wahrnehmung von Erschöpfung verändert

Fast jeder Mensch kennt das Gefühl, nach einem langen Tag erschöpft zu sein. Dieser Zustand ist nach einem erholsamen Schlaf wieder behoben und geht oft sogar mit einem wohligen Gefühl der Zufriedenheit einher. Diese universelle Erfahrung führt zu einem gefährlichen

Fehlschluss: Gesunde Menschen projizieren ihre eigene, reversible Müdigkeit auf chronisch Kranke. Das Vorurteil lautet dann: »Ich bin auch oft müde, aber ich raffe mich trotzdem auf.« Dass die pathologische Fatigue, wie bei ME/CFS, eine völlig andere biologische Qualität hat und durch Ausruhen nicht verschwindet, bleibt für Gesunde ohne diese Differenzierung unvorstellbar. Dazu kommt ein geschichtlich geerbter Sexismus hinzu, der bis heute nachwirkt.

Historisch gesehen wurden Erschöpfungssymptome oft Frauen zugeschrieben und als Zeichen emotionaler Instabilität oder »Hysterie« abgetan. Denken wir zurück an die eingangs erwähnte Diagnose der Konversionsstörung bei Jennifer Brea. Da Frauen statistisch häufiger von Autoimmunerkrankungen und postinfektiösen Syndromen betroffen sind, floss dieses geschlechtsspezifische Vorurteil in die medizinische Lehre ein. Erschöpfung wurde so zu einer »weichen«, »weiblichen« Beschwerde degradiert, die im Gegensatz zu »harten«, männlich konnotierten Diagnosen wie dem Herzinfarkt steht. Diese irrationale Abwertung führt dazu, dass Erschöpfung bis heute oft nicht als ernsthafte biologische Systemkrise, sondern als Ausdruck einer psychischen Fragilität wahrgenommen wird.

Die Aggression oder Skepsis, die Kranken oft entgegenschlägt, ist häufig ein unbewusster Abwehrmechanismus. In einer Welt, die auf Kontrolle und Planbarkeit setzt, ist eine Krankheit, die jeden jederzeit treffen kann und für die es keine schnelle Heilung gibt, eine existenzielle Bedrohung. Indem man Erschöpfte als »willensschwach« oder »psychosomatisch belastet« kategorisiert, schafft man eine schützende Distanz: Man redet sich ein, einem selbst könne das nie passieren, solange man nur positiv denkt und aktiv bleibt. Das Vorurteil dient also als psychologischer Schutzschild, um die eigene Angst vor der Willkür biologischer Prozesse und der Zerbrechlichkeit der eigenen Leistungsfähigkeit zu bannen. Aber diese Mechanismen haben für Betroffene große Auswirkungen. Sie führen zu Verzögerungen, falschen Diagnosen und falschen Therapien.

Patienten erleben im privaten und beruflichen Umfeld ein systematisches Infragestellen ihrer Wahrnehmung. Wenn Freunde, Familie oder Kollegen suggerieren, man müsse sich nur »positiv motivieren« oder »mehr an die frische Luft gehen«, führt das zu einem tiefen Vertrauensverlust in die eigene Wahrnehmung und in das soziale Umfeld. Betroffene ziehen sich oft vollständig zurück, um sich den ständigen Rechtfertigungszwängen zu entziehen. Diese soziale Isolation verstärkt die Krankheitslast massiv, da das notwendige Unterstützungsnetzwerk genau dann wegbricht, wenn die körperliche Kraft am geringsten ist.

Im Durchschnitt dauert es bei ME/CFS-Patienten oft mehrere Jahre, bis das Krankheitsbild korrekt benannt wird. Die schwerwiegendste Folge ist jedoch die falsche Therapieempfehlung: Aufgrund des Dogmas der »Aktivierung« werden Patienten häufig zu Sport und Bewegung gedrängt. Da ihr Körper jedoch auf Belastung mit einem systemischen Zusammenbruch reagiert, führt dieser medizinische Rat oft zu einer dauerhaften und irreversiblen Verschlechterung des Gesundheitszustands. Die Medizin wird hier durch Unwissenheit zum Schadensverursacher.

Die ständige Konfrontation mit dem Vorurteil der »Willensschwäche« hinterlässt Spuren in der Psyche der Kranken. Viele Betroffene beginnen, die gesellschaftliche Abwertung zu internalisieren: Sie entwickeln tiefe Schuldgefühle, weil sie nicht mehr »funktionieren«, und schämen sich für ihre Ruhebedürfnisse. Diese psychische Belastung ist jedoch nicht die Ursache der Krankheit, sondern eine direkte Folge der gesellschaftlichen Ablehnung. Das Vorurteil erschwert somit nicht nur die körperliche Genesung, sondern raubt den Patienten auch die mentale Kraft, die sie für den Umgang mit ihrer chronischen Erkrankung dringend benötigen würden.

Das Dilemma der Erschöpfung

Aus der Perspektive eines Patienten mit ME/CFS oder Long Covid gleicht der Versuch, diese Vorurteile zu widerlegen, einem Kampf gegen Windmühlen. Die biologische Natur der Krankheit selbst verhindert oft die Gegenwehr, die nötig wäre, um das Stigma zu entkräften.

Erschöpfungserkrankungen lassen sich nicht an Gipsverband, Haarausfall oder Ausschlag erkennen.

Im Gegenteil: In den kurzen Momenten, in denen sich die Betroffenen der Außenwelt zeigen, wirken sie oft stabil und gepflegt. Da die Welt sie nur in ihren »guten« Momenten sieht und nie den Zusammenbruch in den Tagen danach, entsteht beim Gegenüber der Eindruck: »So schlimm kann es nicht sein.« Die Patienten wirken gesund, während der nächste Crash sich schon anbahnt.

Um zu beweisen, dass man krank ist, müsste man oft an Untersuchungen teilnehmen, die den Zustand verschlechtern. Das Leitsymptom Post Exertional Malaise (PEM) führt dazu, dass jede Anstrengung, sei es ein langer Weg zum Gutachter, ein Belastungs-EKG oder eine hitzige Diskussion zur Verteidigung der eigenen Diagnose, einen schweren Rückfall auslöst. Wer versucht, seine Krankheit durch Aktivität zu »beweisen«, schädigt sich selbst. Wer sich schont, um nicht zu crashen, wirkt auf Unwissende wiederum »faul« oder »unmotiviert«. Zwei schlechte Varianten, ein klassisches Dilemma.

Widerrede erfordert kognitive Präzision. Doch viele Betroffene leiden unter massivem Brain Fog. In einem Gespräch mit einem skeptischen Arzt oder einem kritischen Angehörigen fehlen plötzlich die Worte, der Faden geht verloren oder komplexe Zusammenhänge können nicht mehr erklärt werden. Der Nebel macht die eigenen Gedanken unscharf. Wenn ein Patient seine Symptome nicht präzise und schlagfertig verteidigen kann, wird dies von Außenstehenden oft als Unsicherheit oder psychische Überlagerung missverstanden, dabei ist die Sprachlosigkeit selbst ein hartes körperliches Symptom der Krankheit.

Solange bloße Standard-Tests angewandt werden, scheint die Beweislast beim Patienten zu liegen. Er muss mühsam Studien herbeischaffen und »Experten-Hopping« betreiben, um Befunde zu erhalten, die über das Standard-Blutbild hinausgehen. Da diese spezialisierte Diagnostik oft teuer ist und viel Energie raubt, fehlt es Patienten schlicht an der Kraft und dem Geld, um die »biochemischen Beweise« für ihre Erkrankung zu erbringen, die das System fordert, um die psychologische Einordnung zu stoppen.

Dass es weiterhin keine verlässlichen klinischen Tests gibt, die ME/CFS einfach und ungefährlich für die Betroffenen darstellen können, bedeutet aber mitnichten, dass es keine messbare Grundlage gibt. Dass bei der letztendlichen Ursache für ME/CFS noch viele Fragen offen sind, dass es die notwendige apparative Diagnostik noch nicht gibt, das ist der mittlerweile als falsch erkannten medizinischen Einteilung von ME/CFS als psychiatrische Erkrankung geschuldet – und damit explizit nicht die Schuld der Betroffenen, die sich auch 2026 noch mit den Folgen dieser Vernachlässigung herumschlagen müssen.

Mediziner und Medizinerinnen sind in ihrer Laufbahn stark hierarchisch geprägt; was im Studium und in den offiziellen Leitlinien steht, gilt als Goldstandard. Über Jahrzehnte waren diese Leitlinien von der sogenannten »Psychologisierung« von ME/CFS geprägt. Ein Arzt, der diese Leitlinien befolgt, handelt aus seiner Sicht richtig, also nach den Regeln der Kunst. Diese alten Informationen zu verlernen und durch neue Erkenntnisse zu ersetzen, ist ein mühsamer Prozess, der oft erst durch den Druck der jüngeren Forschung langsam in Gang kommt.

Ärzte wollen helfen und heilen. Eine Erkrankung wie ME/CFS, die sich nur begrenzt objektivieren lässt, für die es keine einfache Standardtherapie gibt und bei der Aktivierung den Zustand sogar verschlechtern kann, konfrontiert die Medizin mit ihren Grenzen. Gerade unter solcher Unsicherheit können Abwehrreaktionen entstehen: Patientinnen und Patienten gelten dann als schwierig, unmotiviert oder psychisch überlagert. So verschiebt sich der Fokus weg von den Grenzen des medizinischen Wissens und hin zur vermeintlichen Problemhaftigkeit der Betroffenen.

Auf der persönlichen Ebene führen solche Vorurteile dazu, dass die Realität der Betroffenen immer wieder infrage gestellt wird. Wenn Autoritätspersonen die eigene Wahrnehmung abwerten oder umdeuten, untergräbt das das Vertrauen in das Gesundheitssystem und verstärkt oft auch Selbstzweifel. Im sozialen Umfeld führt die Abwertung der Krankheit als bloße »Befindlichkeitsstörung« nicht selten zu familiären Spannungen, Entfremdung und dem Verlust von Freundschaften. Viele Betroffene ziehen sich zurück – nicht nur wegen der Krankheit selbst, sondern auch, um sich den ständigen, kraftraubenden Rechtfertigungen zu entziehen. So kann eine weitreichende soziale Isolation entstehen, obwohl gerade dann Unterstützung besonders dringend wäre.

Solange die Meinung vorherrscht, ME/CFS hätte seine Ursache in psychischen Faktoren, bleibt der Druck auf biomedizinische Forschung niedrig. Das war in den letzten Jahren gut zu beobachten und hat sich erst durch Initiativen wie jener der *WE&ME Foundation* und des *WWTF* in Österreich oder der *Nationalen Dekade gegen Postinfektiöse Erkrankungen* in Deutschland in eine positivere Richtung geändert.

Zuvor floss, zum Beispiel in Großbritannien, viel öffentliche Förderung in psychosozial geprägte Forschung, besonders in die PACE-Studie. Dort wurden kognitive Verhaltenstherapie und Graded Exercise Therapy untersucht – also Ansätze, die von Überzeugungen und Verhalten als aufrechterhaltende Faktoren ausgingen und auf eine schrittweise Steigerung der Aktivität setzten. Die Studie wurde später massiv methodisch kritisiert. Re-Analysen stellten die publizierten Wirksamkeitsbehauptungen infrage, und in der Langzeitnachbeobachtung zeigten sich keine Unterschiede mehr zwischen den Behandlungsgruppen. Die ihr zugrunde liegenden Vorstellungen von ME/CFS prägten Medizin und Leitlinien dennoch über Jahre.

Die Kategorisierung von ME/CFS in der Psychiatrie wirkt wie eine Bremse für den medizinischen Fortschritt: Sie verhindert die Suche nach den biologischen

Markern, deren Fehlen wiederum als »Beweis« für die psychische Ursache herangezogen wird.

Zum Glück hat es in den letzten Jahren wichtige Schritte nach vorn gegeben, auch wenn die Mühlen großer Institutionen langsamer mahlen. Wir könnten mittlerweile eigentlich schon relativ gut erkennen, ob jemand an einer postinfektiösen Erschöpfungserkrankung oder ME/CFS leidet. Eine Anamnese mit den richtigen Fragen ist dafür ein entscheidender erster Schritt.

Kapitel fünf

DIE MERKMALE EINES POSTINFEKTIÖSEN SYNDROMS

Die meisten Menschen mit postinfektiösen Syndromen wie ME/CFS bleiben lange ohne Diagnose und werden jahrelang falsch behandelt. Nicht wenige nehmen die Ursachenforschung selbst in die Hand und suchen nach Symptomen, die eine Diagnose ermöglichen. Tatsächlich ist eine genaue Beobachtung für die Diagnose ME/CFS noch wichtiger als bei anderen Erkrankungen, denn einen standardisierten Test dafür gibt es nicht. Zudem zählt jeder Tag, denn eine falsche Therapie oder gar keine kann den Zustand erheblich verschlechtern. Wer an Erschöpfung leidet und fürchtet, an ME/CFS zu leiden, sollte nach den in diesem Kapitel beschriebenen Symptomen Ausschau halten und sie mit dem Arzt oder der Ärztin des Vertrauens besprechen. Eine Beeinträchtigung durch solche Symptome darf nicht ignoriert werden. Am Ende des Kapitels findet sich ein Fragebogen, der die wichtigsten klinischen Aspekte zusammenfasst.

Es begann mit einem Infekt, der einfach nicht gehen wollte. Anna, 27 Jahre alt, Grundschullehrerin und leidenschaftliche Läuferin, fühlte sich nach ein paar Tagen Grippe im Herbst verändert. »Ich dachte, ich brauche nur zwei Wochen länger«, erinnert sie sich. Doch aus zwei Wochen wurden Jahre.

Der erste Weg führte sie zu ihrem Hausarzt. Das Blutbild war »perfekt«, die Entzündungswerte unauffällig. »Sie brauchen Vitamine und etwas Urlaub«, lautete das Urteil. Doch der Urlaub brachte keine Erholung. Sie kam genauso gerädert nach Hause, wie sie weggefahren war.

Zurück in der Heimat untersuchte der Kardiologe ihr Herz, ohne Befund. Der Neurologe testete ihre Reflexe und schickte sie ins MRT, alles sauber. Als Anna versuchte, die seltsamen Zusammenbrüche nach Belastung zu erklären, die sie nun im Internet als PEM recherchiert hatte, blickte sie in skeptische Gesichter. »Googeln Sie nicht so viel«, wurde ihr geraten.

Nach sechs Monaten folgte der klassische Wendepunkt: die Überweisung zum Psychiater. »Sie sind jung, Sie haben einen fordernden Job, das ist ein Burn-out, vielleicht eine maskierte Depression«, so lautete die Diagnose. Anna begann eine Verhaltenstherapie. Ihr Therapeut motivierte sie, »gegen die Müdigkeit anzugehen« und die Aktivität täglich zu steigern. Anna ignorierte den Rat mit schlechtem Gewissen. Zum Glück!

Annas Erschöpfung ist kein gewöhnliches »Müdesein«. Es ist ein tiefgreifender körperlicher Zustand, bei dem die natürlichen Regulationssysteme des Körpers nicht mehr reibungslos zusammenarbeiten. Eine sogenannte multisystemische Erkrankung.

Die medizinische Forschung ist heute glücklicherweise deutlich weiter als noch vor wenigen Jahren. Studien zeigen inzwischen recht konsistent Hinweise auf biologische Veränderungen bei ME/CFS – unter anderem im Energiestoffwechsel, in der Immunregulation und in der Reaktion des Körpers auf Belastung und Reize. Auch wenn Standard-Bluttests in der hausärztlichen Praxis meist noch keine eindeutigen Ergebnisse liefern und ein validierter Biomarker bisher fehlt, gibt es heute konkrete biologische Befunde, die ME/CFS medizinisch greifbarer machen. Noch nicht abschließend geklärt ist jedoch, welche zugrunde liegenden Mechanismen die Erkrankung im Kern antreiben.

Die Frage, ob man nun selbst oder jemand im näheren Umfeld von ME/CFS betroffen sein könnte, hängt also nicht an komplizierten Laborverfahren. Die Diagnose stützt sich aktuell vor allem auf die sogenannte Anamnese, also das Erfassen der Dinge, die man auch als Laie grundsätzlich gut beobachten kann. Wer glaubt, möglicherweise von ME/CFS betroffen zu sein, sollte nach folgenden Symptomen Ausschau halten:

Das Symptom der **Post Exertional Malaise (PEM)** stellt das zentrale Kernmerkmal von ME/CFS dar und grenzt die Erkrankung von gewöhnlicher Erschöpfung ab. Es beschreibt eine massive und unverhältnismäßige Verschlechterung des gesamten Zustands, die bereits durch geringfügige körperliche, kognitive oder emotionale Alltagsbelastungen wie kurze Gespräche oder Spaziergänge ausgelöst werden kann. Ein tückisches Detail ist dabei der manchmal zeitversetzte Charakter: Die Verschlechterung kann oft erst Stunden oder sogar erst am nächsten Tag eintreten, was den Betroffenen den direkten Zusammenhang zur Belastung nicht gleich erkennen lässt.

In diesem Zusammenhang auch relevant ist das klinisch zu beobachtende Phänomen der »Rolling PEM«, wo es durch für sich betrachtet noch relativ geringe Überanstrengung in der Kumulation über Tage zu PEM kommen kann.

Während eines solchen »Crashs« verstärken sich sämtliche Symptome drastisch, wobei oft ein schweres, grippeähnliches Krankheitsgefühl im Vordergrund steht. Im Gegensatz zu gesunden Menschen führt Ausruhen oder Schlaf bei PEM nicht zu einer Erholung. Die Dauer dieser Einbrüche ist erheblich und hält für mindestens 14 bis 24 Stunden an, kann sich jedoch auch über viele Tage oder sogar Wochen ziehen. Der Aspekt der langen Dauer ist wichtig, da er von einer Zustandsverschlechterung nach Aktivität, wie sie auch bei anderen Erkrankungen vorübergehend eintreten kann, abgrenzt.

Ein besonders kritischer Aspekt der PEM ist die Gefahr der dauerhaften Zustandsverschlechterung. Wenn Betroffene versuchen, ihre Symptome zu ignorieren oder sich durch die Erschöpfung »durchzubeißen«, riskieren sie, dass sich ihr gesundheitliches Niveau dauerhaft absenkt. Dieser Teufelskreis aus Überlastung und Zusammenbruch kann im schlimmsten Fall zu einer vollständigen und dauerhaften Bettlägerigkeit führen, weshalb der richtige Umgang mit der individuellen Belastungsgrenze für das Management der Krankheit essenziell ist.

Gleichzeitig muss man betonen, dass das Spektrum der Aktivitätseinschränkung durch PEM sehr individuell ist. Leichter Betroffene können durchaus einer Arbeit nachgehen, wobei hier im Normalfall Anpassungen von Arbeitszeit und Arbeitsplatz notwendig sind – und eine oft drastische Reduktion von Alltags- und Freizeitaktivität. Schwer Betroffene sind haus- oder bettgebunden und auf viel Unterstützung, oft auch bei der Körperpflege, angewiesen.

Und auch dazwischen gibt es viele Abstufungen der realen Einschränkung. Menschen, die für externe Termine wie Arztbesuche auf einen Rollstuhl angewiesen sind, um PEM zu vermeiden. Betroffene, die nur zweimal in der Woche duschen können, um noch Energie für die Essenszubereitung zu haben. Erkrankte, die zehn Stunden in der Woche im Homeoffice arbeiten, aber den Rest der Zeit liegend verbringen müssen. ME/CFS hat viele Gesichter und prägt viele Schicksale.

Zusätzlich leiden Betroffene unter massiven **Schlafstörungen**. Obwohl sie sich völlig erschöpft fühlen, ist der Schlaf nicht erholsam. Betroffene wachen morgens auf und fühlen sich genauso müde wie vor dem Zubettgehen. Diese fehlende Erholsamkeit, unabhängig von Ein- und Durchschlafstörungen oder Schlafdauer, ist ein wesentliches Merkmal von ME/CFS. Oft ist zu beobachten, dass Überanstrengung den Schlaf zusätzlich verschlechtert.

Ein- und Durchschlafstörungen sind oft vorhanden, der Tag-Nacht-Rhythmus kann verschoben sein. Obwohl die Betroffenen eine extreme bleierne Müdigkeit verspüren, findet ihr Körper nicht in einen tiefen und festen Schlaf. Dieser Zustand der ständigen Überreizung verhindert, dass Geist und Körper zur Ruhe kommen, was die tägliche Erschöpfung immer weiter verschlimmert. »Tired but wired«, also »erschöpft, aber aufgedreht«, wird das manchmal genannt.

Bei ME/CFS ist der Schlaf also nicht richtig regenerativ. Wahrscheinlich liegt das an einer gestörten Regulation des Nerven- oder Immunsystems und einer krankhaft beeinträchtigten physiologischen Erholung nach Belastung. Jedenfalls nicht bloß daran, dass Betroffene zu wenig schlafen.

Ein weiteres häufiges Problem sind die kognitiven Schwierigkeiten, die oft als **»Brain Fog« (Gehirnnebel)** bezeichnet werden. Es fühlt sich an, als würde dem Gehirn »der Saft ausgehen«, und Studien zeigen uns auch, dass die Erschöpfbarkeit bei kognitiver Anstrengung bei ME/CFS wirklich gesteigert ist. Konzentration und Aufmerksamkeit fallen schwer, es treten

Gedächtnisprobleme auf und Betroffene finden nicht mehr die richtigen Worte.

Der Begriff »Brain Fog« ist aus neurologischer Sicht unzufriedenstellend unpräzise, Betroffene leiden an einer geistigen Erschöpfung, die weit über normale Alltagsvergesslichkeit hinausgeht. Die Energie für klare Gedanken fehlt, einfache Dinge wie das Abrufen von bekannten Wörtern oder das Verfolgen eines kurzen Gesprächs werden dadurch zu einer riesigen Herausforderung.

Bei Brain Fog hat man das Gefühl, in einem dichten Nebel zu stehen, in dem Informationen nur sehr langsam oder gar nicht verarbeitet werden können. Das macht es fast unmöglich, komplexe Aufgaben zu erledigen oder sich über längere Zeit auf eine Sache zu konzentrieren, ohne dass das Denken komplett abschaltet.

Konkret bedeutet das im Alltag, dass als selbstverständlich wahrgenommene Aktivitäten wie Fernsehen, Lesen oder auch Gespräche mit Freunden nicht mehr oder zeitlich sehr begrenzt durchgeführt werden können. Von kognitiver Arbeit ganz zu schweigen.

Brain Fog bei ME/CFS entsteht nach heutigem Stand wahrscheinlich, weil Gehirn und Nervensystem auf Belastung nicht mehr normal reagieren, unter anderem durch gestörte Kreislaufregulation, Immunprozesse und Probleme bei der Energiebereitstellung. Wichtig ist, festzuhalten, dass auch kognitive Überanstrengung PEM auslösen kann.

Häufig sind bei ME/CFS und anderen postinfektiösen Syndromen **Störungen des vegetativen Nervensystems**. Dieses wird auch als autonomes Nervensystem bezeichnet und fungiert als Betriebssystem unseres Körpers – automatisch ablaufende Dinge wie Kreislaufregulation, Verdauung oder Schwitzen werden gesteuert. Eine Störung des Betriebssystems führt, nachvollziehbar, zu merklichen Problemen.

Sehr vordergründig ist hier die Störung des Kreislaufs. Markantestes Problem ist das Auftreten von Symptomen wie Schwindel, Übelkeit, Schweißausbrüchen oder einem Gefühl von drohendem Kollaps im Stehen, aber auch bei längerem Sitzen. Tätigkeiten wie Kochen oder Duschen werden dadurch erschwert oder unmöglich gemacht.

Auch eine Minderung der Leistungsfähigkeit ist oft zu bemerken, Betroffene kommen bei banaler Alltagsaktivität rasch außer Atem. Eine typische Schilderung ist, dass langsames Gehen in der Ebene noch relativ gut funktioniert, es aber schon bei leichter Steigung zu merklichen Problemen kommt.

Stehen diese Symptome in Zusammenhang mit einem deutlichen Anstieg der Herzfrequenz, spricht man von einem posturalen orthostatischen Tachykardiesyndrom (POTS). Fällt hingegen der Blutdruck deutlich ab, wird dies als orthostatische Hypotension bezeichnet. Untersucht wird dies mittels eines aktiven Stehtests, bei dem im Liegen und Stehen Blutdruck und Puls gemessen werden.

Zusätzlich ist die **Temperaturregelung** des Körpers oft gestört. Die Patienten berichten von Schweißausbrüchen oder Frösteln, da die Körpertemperatur nicht mehr stabil gehalten werden kann.

Verdauungsprobleme sind ein oft vorhandenes Symptom. Diese reichen von Verstopfung oder Durchfall über Schmerzen und Blähungen bis hin zu neuen oder verstärkten Unverträglichkeiten.

Regelmäßig geschildert werden unter anderem Probleme mit Histamin, seltener auch Gluten oder anderen Nahrungsbestandteilen, und sehr prägnant ist eine schlechte Reaktion auf bereits geringe Mengen Alkohol.

Auch starke **Muskel-, Nerven- und Kopfschmerzen** gehören zum Alltag vieler Betroffener. Dazu kommen oftmals Gliederschmerzen und Krankheitsgefühl, in vielen Fällen auch eine merkliche Infektanfälligkeit. Die **Überempfindlichkeit** gegenüber Reizen wie Licht, Geräusche, Gerüche oder Berührungen ist ebenfalls ein Symptom von ME/CFS.

Besonders belastend ist, dass diese Beschwerden oft nach kleinsten Anstrengungen im Rahmen eines Crashs massiv zunehmen. Während ein gesunder Mensch nach Sport oder Arbeit lediglich erschöpft ist, reagiert der Körper der Erkrankten mit einer Verstärkung dieser Symptome. Ruhe allein führt bei PEM nicht zu der gewohnten schnellen Besserung, wie man sie von normaler Erschöpfung kennt.

Die tiefgreifende, den Alltag stark beeinträchtigende Symptomatik und der daraus resultierende soziale Rückzug können oberflächlich betrachtet schnell mit anderen verbreiteten Krankheiten verwechselt werden.

Die häufigsten Fehldiagnosen

Eine häufige Fehldeutung bei ME/CFS ist die Zuschreibung als **Depression**. Weil Betroffene von Erschöpfung, Schlafstörungen, sozialem Rückzug und kognitiven Problemen berichten, werden die Beschwerden nicht selten psychisch interpretiert. Tatsächlich können sich einzelne Symptome überschneiden. Ein zentrales Unterscheidungsmerkmal ist jedoch die Post Exertional Malaise: Bei ME/CFS verschlechtert Belastung den Zustand oft deutlich, während dies für Depression nicht typisch ist. Im Gegenteil, Aktivierung ein wesentliches und hilfreiches Therapiekonzept ist. Antidepressiva können begleitende Depressionen oder einzelne Symptome behandeln, verändern aber die zugrunde liegende krankhaft beeinträchtigte Erholung bei ME/CFS nicht.

Ähnlich problematisch ist die Fehldeutung als **Burnout**. Burn-out wird letztlich nicht als eigenständige Krankheit, sondern als arbeitsplatzbezogenes Phänomen infolge chronischem, nicht erfolgreich bewältigtem Arbeitsplatzstresses beschrieben. Gerade bei Menschen, die vor ihrer Erkrankung sehr aktiv und leistungsorientiert waren, scheint diese Deutung für manche naheliegend. Das Problem liegt in den therapeutischen Konsequenzen: Während bei Burn-out oft Stressreduktion, Distanz zum Arbeitsplatz und eine behutsame Wiederaktivierung im Vordergrund stehen, kann eine Steigerung der Aktivität bei ME/CFS PEM auslösen oder verstärken. Genau deshalb raten aktuelle Leitlinien von einer Therapie ab, die auf vorgegebener schrittweiser Belastungssteigerung beruht.

Allgemein gesagt können affektive Symptome, also Veränderungen von Stimmung, Antrieb und Emotionen, bei ME/CFS zwar begleitend vorhanden sein, machen aber nicht die Grundlage des Krankheitsbildes aus.

Nicht selten erhalten ME/CFS-Betroffene zunächst Diagnosen wie **Somatisierungsstörung, Neurasthenie** oder **funktionelle neurologische Erkrankung**. Das liegt auch daran, dass Standard-Blutwerte oft unauffällig sind und bis heute kein einfacher klinischer Test für ME/CFS existiert. Doch genau daraus ergibt sich ein Fehlschluss: Das Ausbleiben auffälliger Routinebefunde bedeutet nicht, dass keine körperliche Erkrankung vorliegt. Vielmehr fehlen für viele der in der Forschung beschriebenen biologischen Auffälligkeiten noch alltagstaugliche klinische Tests, während zentrale Symptome wie PEM in der Praxis oft nicht ausreichend gewürdigt beziehungsweise in den klinischen Kontext von ME/CFS eingeordnet werden.

Auch **Nährstoffmängel oder Stoffwechselprobleme** sind naheliegende Erklärungen für Erschöpfung. Zwar können beispielsweise Eisenmangel und Schilddrüsenunterfunktion ein auf den ersten Blick ähnliches Bild verursachen. Für die Abgrenzung sind jedoch zwei Punkte wichtig: Bei erfolgreicher Behandlung ist meist eine deutliche Besserung zu erwarten, und PEM gehört nicht zu ihrem Krankheitsbild.

Wegen der häufig begleitenden Muskel- und Gliederschmerzen wird bei Menschen mit ME/CFS nicht selten auch an Fibromyalgie gedacht. **Fibromyalgie** ist eine eigenständige chronische Schmerzerkrankung, die durch generalisierte muskuloskelettale Schmerzen, oft zusammen mit Fatigue, Schlafstörungen und kognitiven Beeinträchtigungen (»Fibro-Fog«), gekennzeichnet ist. Als wichtiger Mechanismus gilt eine veränderte zentrale Schmerzverarbeitung, also eine erhöhte Empfindlichkeit des Nervensystems für Schmerzreize. Weil Fibromyalgie ebenfalls mit Erschöpfung und kognitiven Beschwerden einhergehen kann, werden beide Erkrankungen leicht miteinander verwechselt oder in denselben Topf geworfen.

Ein entscheidender Unterschied liegt jedoch in der Reaktion auf Belastung: Bei Fibromyalgie kann angepasste, dosierte Bewegung Teil der Behandlung sein und Beschwerden mitunter lindern. Bei ME/CFS dagegen kann schon geringe körperliche oder geistige Anstrengung PEM auslösen – also eine deutliche Verschlechterung des Gesamtzustands. Während bei

Fibromyalgie die chronische Schmerzverarbeitung im Vordergrund steht, ist ME/CFS vor allem durch ebendiese PEM gekennzeichnet.

Im Folgenden sind noch einmal die wichtigsten Symptome für ME/CFS aufgelistet, die sich auf die kanadischen Konsenskriterien (CCC) und die IOM-Kriterien beziehen. Die Einschätzung, ob ME/CFS vorliegt, sowie die Suche nach anderen möglichen Ursachen für die Symptomatik muss im Rahmen einer ärztlichen Abklärung erfolgen.

Checkliste zur Selbsteinschätzung

Wichtig: Diese Checkliste ersetzt keine ärztliche Diagnose. Sie soll nur helfen, zu erkennen, ob eine gezielte Abklärung auf ME/CFS sinnvoll sein könnte. Andere Erkrankungen können ähnliche Beschwerden verursachen und müssen ausgeschlossen werden.

1. **Kernkriterien, diese Punkte sollten alle erfüllt sein:**

- ○ *Deutlich eingeschränkte Belastbarkeit und Fatigue:* Haben Sie seit längerer Zeit eine neu aufgetretene oder klar verschlechterte, erhebliche Erschöpfbarkeit oder Fatigue, die Ihr früheres Aktivitätsniveau in Alltag, Beruf, Schule, Studium oder Sozialleben deutlich reduziert hat?

- *Keine normale Erholung durch Ruhe:* Bessert sich dieser Zustand durch Schlaf, Ruhe oder Schonung nicht in dem Maß, wie man es bei normaler Erschöpfung erwarten würde?
- *Dauer:* Bestehen diese Beschwerden seit mehr als sechs Monaten?

2. Das Leitsymptom: PEM (Post Exertional Malaise)

- *Symptomverschlechterung nach Belastung:* Verschlechtern sich Ihre Beschwerden nach körperlicher, geistiger, emotionaler oder orthostatischer Belastung deutlich?
- *Unverhältnismäßigkeit:* Ist die Verschlechterung stärker, als man es nach der Belastung erwarten würde?
- *Zeitliche Verzögerung:* Tritt die Verschlechterung oft erst Stunden später oder am nächsten Tag auf?
- *Lange Erholung:* Brauchen Sie danach ungewöhnlich lange, oft mehr als 24 Stunden, manchmal Tage oder länger, um sich zu stabilisieren?

3. Schlaf, mindestens einer dieser Punkte sollte passen:

- *Nicht-erholsamer Schlaf:* Fühlen Sie sich nach dem Schlaf nicht erholt, unabhängig davon, wie lange Sie geschlafen haben?
- *Gestörter Schlafrhythmus oder Schlafqualität:* Haben Sie Ein- oder Durchschlafstörungen, einen verschobenen Schlafrhythmus oder das Gefühl, dass Schlaf Ihren Zustand nicht richtig verbessert?

4. Mindestens einer der beiden Bereiche sollte vorhanden sein.

A. Kognitive Beeinträchtigung:

- Konzentration fällt deutlich schwerer als früher
- verlangsamtes Denken
- Wortfindungsstörungen
- Probleme mit Gedächtnis, Planung oder Reizverarbeitung

B. Orthostatische Intoleranz:

- Verschlechterung des Zustands beim Stehen oder aufrechten Sitzen
- Schwindel, Herzrasen, Benommenheit, Übelkeit, Schwäche
- deutliche Besserung beim Hinlegen

5. Zusätzliche Symptome. Diese sind häufig, aber nicht zwingend:

- Muskel- oder Gelenkschmerzen
- Kopfschmerzen
- Halsschmerzen oder empfindliche Lymphknoten
- ausgeprägte Empfindlichkeit gegenüber Licht, Geräuschen oder Gerüchen
- Störung der Temperaturregulation wie Frösteln, Hitzewallungen oder starkes Schwitzen
- grippeartiges Krankheitsgefühl
- Magen-Darm-Beschwerden oder Nahrungsmittelunverträglichkeit

Die hier aufgezählten Symptome können Betroffene selbst an sich beobachten und anschließend mit Ärzten besprechen. Doch sie sind noch keine medizinischen Tests, die eine Erschöpfungserkrankung eindeutig diagnostizieren können. Das Problem: Solche Tests gibt es (noch) nicht. Das hat damit zu tun, dass die letztendlichen Ursachen der Krankheit noch nicht ausreichend verstanden sind. Es gibt allerdings Theorien darüber, was hinter den Symptomen von ME/CFS stecken könnte. Und Studien, die zumindest qualifizierte Rückschlüsse zulassen.

Kapitel sechs

KAPUTTE KRAFTWERKE

Mögliche Ursachen und warum es so schwer ist, sie nachzuweisen

Ohne ein Verständnis der Ursache keine Therapie. Das gilt in vielen Bereichen, in der Medizin aber in besonderem Maß: Symptome lassen sich oft lindern, eine gezielte Behandlung setzt jedoch voraus, dass die zugrunde liegenden Mechanismen verstanden werden. Bei ME/CFS und anderen postinfektiösen Syndromen ist dieses Verständnis bis heute unvollständig. Auch deshalb werden diese Krankheiten noch immer übersehen, verharmlost oder falsch eingeordnet. Die Medizin tut sich bisweilen schwer damit, die eigenen Grenzen offen zu benennen. Doch Unwissen bedeutet nicht, dass es keine Krankheit gibt. Im Gegenteil: Es gibt inzwischen eine Reihe plausibler Hypothesen dazu, welche biologischen Prozesse hinter ME/CFS stehen könnten, auch wenn der entscheidende Durchbruch noch aussteht. Eng damit verknüpft ist die Diagnostik. Es gibt bereits Untersuchungen, die den Verdacht auf ME/CFS stützen können, aber noch keinen einfachen standardisierten Test mit eindeutiger diagnostischer Sicherheit. Trotzdem wäre die Medizin heute weit genug, um Betroffene nicht länger unbehandelt zu lassen. Es fehlt nicht unbedingt das Wissen, sondern der Wille oder die Rahmenbedingungen, um es konsequent anzuwenden.

Es gibt kaum etwas Verunsicherndere, als wenn etwas, auf das man sich selbstverständlich verlassen hat, plötzlich unzuverlässig wird. Ein Auto, das jahrelang funktioniert hat, springt nicht mehr an. Man fährt los, aber nach wenigen Metern stottert der Motor. Manchmal reicht die Kraft noch bis zur nächsten Kreuzung, manchmal nicht einmal bis dorthin. Von außen sieht das Auto unverändert aus, doch man weiß nicht mehr, ob man damit überhaupt ankommt.

So ähnlich, nur ungleich existenzieller, beschreiben viele Betroffene den Beginn eines postinfektiösen Syndroms: Der eigene Körper, bisher Grundlage dieser Selbstverständlichkeit, wird unberechenbar. Tätigkeiten, über die man früher nicht nachgedacht hat, können zum Kraftakt werden: Zähneputzen, Duschen, ein kurzes Telefonat. Und anders als bei einer technischen Panne gibt es keinen einfachen Reset, keine Werkstattdiagnose, die alles erklärt, und keine Garantie, dass sich das Verlorene rasch wiederherstellen lässt. Das Spektrum reicht weit: Manche Betroffene sind schwer pflegebedürftig, andere können ein eigenständiges Leben führen, müssen ihre Kräfte aber eng begrenzen.

Bei einer milden Form der Erkrankung gelingt es den Betroffenen oft noch, einen Teil ihres Alltags aufrechtzuerhalten, doch sie zahlen einen hohen Preis dafür. Sie können noch zur Arbeit oder in die Schule gehen, verbrauchen dort aber ihre gesamte Energie für den Tag. In ihrer Freizeit sind sie zu keinerlei Aktivitäten mehr fähig und müssen jede freie Minute liegend verbringen, um den nächsten Tag bewältigen zu können. Ihr Leben besteht fast nur noch aus dem Wechsel zwischen Pflicht und absoluter Erschöpfung.

In einem moderaten Stadium der Erkrankung ist ein normales Berufsleben meist nicht mehr möglich. Die Betroffenen sind weitgehend an ihr Zuhause gebunden und müssen jede kleinste Anstrengung genau planen. Einfache Aufgaben im Haushalt wie Kochen oder das Zähneputzen im Stehen führen bereits zu einer Zustandsverschlechterung. Das Verlassen des Hauses ist nur für kurze Zeit und manchmal nur mit Hilfsmitteln wie einem Rollstuhl möglich, wobei danach meist eine tagelange Erholungsphase in völliger Ruhe notwendig ist.

Bei einem schweren Verlauf sind die Betroffenen weitgehend bettlägerig und auf die Hilfe von Angehörigen oder Pflegekräften angewiesen. In diesem Stadium reagiert der Körper extrem empfindlich auf äußere Reize: Normales Tageslicht wird als stechender Schmerz empfunden und gewöhnliche Umgebungsgeräusche sind unerträglich. Die Betroffenen leben oft in abgedunkelten Räumen und müssen auf Reizabschirmung achten. Selbst ein kurzes Gespräch oder das Waschen der Haare kann einen körperlichen Zusammenbruch auslösen.

Die schwerste Form der Erkrankung führt zu einer totalen Pflegebedürftigkeit. In diesem Zustand können die Patienten das Bett nicht mehr verlassen und sind oft unfähig, zu sprechen oder feste Nahrung zu schlucken, weshalb sie teilweise künstlich ernährt werden müssen. Sie verbringen ihr Leben in absoluter Isolation und Dunkelheit, da jede Berührung oder jedes Geräusch eine Verschlechterung bedeuten kann.

Diese Schweregrade sind nicht starr, sie verändern sich. Wenn auch zu oft in die falsche Richtung. Ohne die richtige Diagnose und das Einhalten der Belastungsgrenzen besteht die Gefahr, dass sich der Zustand dauerhaft verschlechtert. Umgekehrt kann konsequente Schonung durchaus dazu beitragen, dass sich der Zustand stabilisiert und Fortschritte im Alltag möglich werden. Die Krankheit ist also kein fester Punkt, sondern ein schwankendes System, das sensibel auf Überlastung reagiert. Es ist eines der kompliziertesten Phänomene, mit denen die Medizin zurzeit zu kämpfen hat. Weil es unser ganzes organisches System zu betreffen scheint.

Die Suche nach der Ursache

Wie genau dieses System bei ME/CFS gebaut ist, können wir noch nicht sagen. Wir wissen, dass postvirale Syndrome nach Infektionen auftreten, daher der Begriff »postviral«, also »nach dem Virus«. Gleichzeitig kann ME/CFS aber auch unabhängig von einer offenkundigen Virusinfektion auftreten. Wie das alles zusammengeht und was genau die Viren im Körper anstellen, dass er auf diese Art »herunterfährt«, das weiß die Forschung noch nicht genau.

Allerdings gibt es mehrere Ideen dazu, die sich gegenseitig nicht ausschließen müssen. Es ist auch davon auszugehen, dass nicht alle Mechanismen bei allen Betroffenen vorhanden sind oder die gleiche Rolle spielen. Die Möglichkeit, dass ME/CFS nicht »eine« einzelne Erkrankung ist, sondern verschiedene krankhafte Prozesse ein sehr ähnliches, durch PEM geeintes klinisches Bild verursachen, ist gegeben – und macht die Suche nach gezielter Behandlung, einer »magic bullet«, nicht leichter.

Um es pointiert auszudrücken: Die meisten Expertinnen und Experten sind sich einig, dass das System brennt. Unsicher sind wir noch in der Frage, ob der Brandstifter, das Virus, noch im Haus ist oder ob die Feuerwehr, also das Immunsystem, versehentlich das Haus abreißt.

1. Mitochondriale Dysfunktion

Wir wissen heute, dass es bei ME/CFS Hinweise auf messbare biologische Auffälligkeiten gibt – unter anderem im Energiestoffwechsel, im Immunsystem und in der Reaktion des Körpers auf Belastung. Eine wichtige Hypothese betrifft die mitochondriale Funktion. Mitochondrien sitzen in fast allen Zellen des Körpers und sind wesentlich an der Bereitstellung von ATP beteiligt. Veränderungen in diesem Bereich könnten dazu beitragen, dass Belastung schlechter verarbeitet wird und der Körper sich nach Anstrengung nicht normal erholt. Gesichert ist jedoch nicht, dass eine mitochondriale Dysfunktion allein ME/CFS erklärt. Sie ist eine von mehreren plausiblen biologischen Theorien.

Mitochondrien sind Bestandteile der Zellen, die aus Nährstoffen und Sauerstoff die Energieform ATP bereitstellen, die der Körper für praktisch alle Funktionen braucht. Bei einer mitochondrialen Dysfunktion ist diese Energiebereitstellung gestört oder weniger effizient. Für ME/CFS ist das deshalb eine plausible Hypothese, weil solche Störungen möglicherweise zur PEM beitragen könnten. Bewiesen ist damit aber noch nicht die eine Ursache von ME/CFS.

Auch diagnostisch ist Vorsicht nötig. Es gibt derzeit keinen standardisierten Test, der ME/CFS eindeutig nachweist. Einzelne Verfahren können Hinweise auf bestimmte Teilaspekte geben. So kann der kardiopulmonale Belastungstest (CPET), besonders an zwei aufeinanderfolgenden Tagen, in Studien charakteristische Veränderungen der Belastbarkeit und damit Hinweise auf PEM zeigen. Auch ein Anstieg von Laktat, dem Abbauprodukt bei der ineffizienten anaeroben Energieproduktion, wurde in Studien bereits bei Alltagsaktivitäten gezeigt. Solche Verfahren sind jedoch weder einfache Routinetests noch beweisen sie eine mitochondriale Ursache.

Menschen mit ME/CFS haben nicht dasselbe klinische Bild wie Patientinnen und Patienten mit klassischen Mitochondriopathien, also vererbten oder erworbenen primären Erkrankungen der Mitochondrien. Das spricht dafür, dass bei ME/CFS zwar Störungen der Energieverarbeitung eine Rolle spielen könnten, aber nicht einfach dieselbe Art von Mitochondrienschädigung vorliegt. Denkbar ist auch, dass das Problem nicht nur im »Motor« der Zellen selbst liegt, sondern ebenso in der »Benzinleitung« – etwa durch Störungen der Durchblutung, des autonomen Nervensystems oder der Belastungsregulation. Auch virale Mechanismen, die mitochondriale Funktionen beeinträchtigen können, werden diskutiert. Schließlich kapern Viren unsere Zellen, zumindest in der Akutphase.

Trotz aller offenen Fragen ist die Idee einer gestörten Energieverarbeitung bei ME/CFS plausibel, weil sie zentrale Symptome wie PEM, ausgeprägte Erschöpfung und möglicherweise kognitive Probleme erklären könnte. Nach heutigem Stand spricht jedoch vieles eher für ein Zusammenspiel mehrerer Mechanismen – etwa aus Energie- und Stoffwechselveränderungen, Immunauffälligkeiten, autonomer Dysregulation und veränderter Belastungsverarbeitung – als für eine einzige Ursache.

2. Immunsystem

Eine zweite wichtige Theorie richtet den Blick auf das Immunsystem. Eigentlich schützt es uns vor Infektionen und hilft dem Körper, nach einer Erkrankung wieder in den Normalzustand zurückzufinden. Bei ME/CFS wird jedoch diskutiert, ob diese Rückkehr zur normalen

Regulation bei einem Teil der Betroffenen gestört ist. Das würde bedeuten: Nicht ein einzelner Erreger bleibt dauerhaft aktiv, sondern bestimmte Immunprozesse geraten nach einer Infektion aus dem Gleichgewicht.

Antikörper sind Eiweißstoffe des Immunsystems, die von bestimmten Abwehrzellen gebildet werden. Sie erkennen fremde Strukturen, etwa von Viren oder Bakterien, und helfen dem Körper dabei, diese gezielt zu bekämpfen. Sie sind ein wichtiger Teil der Immunabwehr. **Autoantikörper** greifen nicht fremde Erreger an, sondern richten sich gegen körpereigene Strukturen. Solche fehlgeleiteten Immunreaktionen können mit Entzündungen und Funktionsstörungen einhergehen und spielen bei Autoimmunerkrankungen wie Lupus erythematodes oder rheumatoider Arthritis eine wichtige Rolle. Ob und in welchem Ausmaß Autoantikörper auch bei Erschöpfungserkrankungen wie ME/CFS beteiligt sind, wird derzeit intensiv untersucht, ist aber noch nicht abschließend geklärt.

Bekannt ist jedenfalls, dass man bei Menschen mit ME/CFS häufiger Immundefekte findet, also Lücken in der Infektabwehr, die Infektionen wahrscheinlicher machen. Das deckt sich mit der klinischen Beobachtung, dass oft eine merkliche Infektanfälligkeit gegeben ist. Ein mehrfach wiederholtes Ergebnis in Studien ist auch eine beeinträchtigte Funktion von NK-Zellen, der schnellen Eingreiftruppe des Immunsystems.

Es wird auch daran geforscht, ob Autoantikörper eine Rolle spielen könnten – also Abwehrstoffe, die sich irrtümlich gegen körpereigene Strukturen richten. Besonders im Fokus stehen dabei Rezeptoren, die an der Steuerung von Gefäßen, Kreislauf und autonomem Nervensystem beteiligt sind – und so Durchblutung und damit Versorgung mit Sauerstoff und Nährstoffen wesentlich beeinflussen können. Bislang ist das eine für einen Teil der Betroffenen plausible, aber nicht abschließend bewiesene Hypothese. Es gibt Hinweise in diese Richtung, aber noch keinen klinischen Standardtest, mit dem sich ME/CFS auf dieser Grundlage eindeutig nachweisen ließe.

Spannend ist dabei, dass das Immunsystem nicht isoliert arbeitet, sondern eng mit Nerven, Kreislauf und Stoffwechsel verbunden ist. Wenn diese Systeme sich gegenseitig falsch verstärken, könnte das erklären, warum aus einer überstandenen Infektion eine lang anhaltende Erkrankung wird: Der Körper reagiert dann nicht mehr angemessen auf Belastung, Kreislaufreize oder Sinneseindrücke. Dieses Zusammenspiel von gestörter Immunregulation, autonomer Dysregulation und veränderter Energieverarbeitung kann auch erklären, warum die Symptome so vielfältig sind und warum sich die Erkrankung eben nicht mit einem einzelnen Laborwert festmachen lässt. Das würde auch erklären, warum die Symptome so vielfältig sind – und warum sich die Krankheit nicht mit einem einzigen Blutwert erfassen lässt.

Diese Störungen des autonomen Nervensystems sind bei ME/CFS, aber auch bei vielen anderen postinfektiösen Erkrankungen dokumentiert. Dazu gehören Probleme mit der Kreislaufregulation beim Stehen oder Sitzen, und solche Störungen können auch mit dazu beitragen, dass Muskeln und Gehirn unter Belastung nicht mehr optimal versorgt werden und selbst geringe Anstrengungen unverhältnismäßig stark nachwirken.

Dieses Zusammenspiel von aus der Balance geratenen Systemen wird auch als Ursache für Brain Fog und Reizempfindlichkeit diskutiert. Wir alle kennen das Gefühl, im Rahmen eines Infekts keine klaren Gedanken fassen zu können. Dieses Gefühl ist bei ME/CFS anhaltend vorhanden. Das Immunsystem ist über Autoimmunität und Entzündung also ein zentraler Verdächtiger. Aber nicht die alleinige Erklärung für ME/CFS.

3. Blutgefäße

Eine dritte Theorie richtet den Blick auf die kleinsten Blutgefäße und die Mikrozirkulation. Diskutiert wird, ob nach Infektionen Veränderungen an Gefäßinnenwand, Gerinnung oder Blutfluss zurückbleiben, die die Versorgung von Muskeln und Gehirn mit Sauerstoff und Nährstoffen verschlechtern könnten. In diesem Zusammenhang ist auch von Mikrothromben, also kleinsten Gerinnseln oder fibrinreichen Blutaggregaten, die Rede. Dieses Konzept wurde vor allem im Zusammenhang mit Long Covid bekannt; für ME/CFS außerhalb von Post-Covid ist die Datenlage dazu bislang begrenzt und nicht eindeutig.

Kapillaren sind die kleinsten Blutgefäße des Körpers. Sie verbinden die kleinsten Arterien mit den kleinsten Venen und sind der Ort, an dem der Austausch zwischen Blut und Gewebe stattfindet: Sauerstoff und Nährstoffe gelangen aus dem Blut in das Gewebe, Abfallstoffe aus dem Gewebe zurück ins Blut. Ihre Wände sind extrem dünn, damit dieser Stoffaustausch überhaupt möglich wird.

Mikrothromben sind sehr kleine Blutgerinnsel in den kleinsten Gefäßen des Körpers, also in Teilen der Mikrozirkulation. Sie können den Blutfluss lokal behindern und so die Versorgung des Gewebes verschlechtern. Solche mikrovaskulären Gerinnungsprozesse werden vor allem im Zusammenhang mit Entzündungen, schweren Infektionen und Störungen der Gerinnungsregulation beschrieben. Wichtig ist aber: Nicht jede Entzündung oder Virusinfektion führt zu Mikrothromben, und ihr Nachweis hängt stark vom jeweiligen Krankheitsbild und der Untersuchungsmethode ab.

Gesichert ist die Rolle einer eingeschränkten Mikrozirkulation bei ME/CFS bislang nicht. Die Hypothese gilt dennoch als plausibel, weil sie erklären könnte, warum schon geringe Belastung bei manchen Betroffenen unverhältnismäßig stark nachwirkt. Sie passt auch zu vielen Beschreibungen von Betroffenen, die ihren Zustand so schildern, als gehe dem Körper unter Belastung plötzlich der »Saft« aus.

Die Idee dahinter ist einfach: Wenn die Mikrozirkulation gestört ist, gelangen Sauerstoff und Nährstoffe unter Belastung womöglich nicht mehr so zuverlässig dorthin, wo sie gebraucht werden. Das könnte zur Erschöpfung, zur eingeschränkten körperlichen Leistungsfähigkeit und auch zu kognitiven Problemen beitragen. Auch für PEM scheint dieser Mechanismus eine Rolle zu spielen. Studien deuten darauf hin, dass Sauerstofftransport, Sauerstoffnutzung und Mikrozirkulation unter Belastung gestört sind. Steigt die Belastung, steigt auch der Bedarf an Sauerstoff und Energie. Durch diese Diskrepanz kann es zu entzündlichen Prozessen kommen, die den Körper gefangen halten.

Gleichzeitig ist wichtig: Dafür gibt es derzeit keinen etablierten Routinetest in der klinischen Versorgung. Spezielle mikroskopische Verfahren und Laborbefunde werden erforscht, sind aber weder standardisiert noch beweisen sie für sich genommen die Ursache von ME/CFS. Auch hier spricht der aktuelle Forschungsstand eher für ein Zusammenspiel mehrerer Mechanismen als für eine einzige Erklärung.

Warum eine Diagnose so schwierig ist

Das Wissen um die exakte Ursache einer Krankheit ist das Fundament jeder erfolgreichen Therapie, da die Medizin sonst lediglich an der Oberfläche kratzt. Man kann es mit einem Brandmelder vergleichen: Das Ausschalten des Alarms stoppt zwar das unangenehme Geräusch, löscht aber nicht das Feuer. In der Medizin bedeutet das: Die Bekämpfung von Symptomen wie Schmerz mag zwar kurzfristig Erleichterung verschaffen, das eigentliche Problem im Körper besteht aber ungestört weiter und richtet Schaden an. Erst wenn wir den biologischen Täter identifiziert haben, ob es sich nun um verstopfte Mikrogefäße, fehlgesteuerte Immunzellen oder defekte Zellkraftwerke – oder eine Kombination all dieser Faktoren – handelt, können wir gezielt Wirkstoffe entwickeln, die die Krankheit direkt an der Wurzel bekämpfen.

Ohne dieses tiefere Verständnis besteht zudem die Gefahr, Behandlungen einzusetzen, die den Patienten im schlimmsten Fall sogar schaden. Viele Krankheiten sehen sich oberflächlich ähnlich, erfordern aber völlig entgegengesetzte Ansätze. Die Wichtigkeit einer korrekten Diagnose kann daher gar nicht hoch genug eingeschätzt werden. Bloß ist die richtige Diagnose nicht immer so einfach zu finden.

Weil es bei ME/CFS noch keinen Routinetest zur Diagnostik gibt, ist die sogenannte **Differenzialdiagnostik** von besonderer Bedeutung.

Differenzialdiagnostik bedeutet, dass Ärztinnen und Ärzte bei auf den ersten Blick noch unklaren Symptomen zunächst mehrere mögliche Ursachen in Betracht ziehen und dann mithilfe von Anamnese, körperlicher Untersuchung und gezielten Tests prüfen, welche Erkrankungen am besten passen und welche unwahrscheinlicher werden. Es geht also nicht einfach darum, Krankheiten der Reihe nach »wegzustreichen«, bis nur noch eine übrig bleibt, sondern darum, wahrscheinlichere und gefährlichere Ursachen systematisch zu bewerten und einzuordnen.

Bei ME/CFS ist das besonders wichtig, weil es bislang keinen bestätigenden Einzeltest gibt. Die Diagnose stützt sich deshalb auf die typische Symptomkonstellation und den typischen Verlauf – vor allem auf eingeschränkte Leistungsfähigkeit mit PEM – und auf eine gezielte Abklärung anderer Erkrankungen, die ähnliche Beschwerden verursachen können. Unauffällige Standard-Blutwerte schließen ME/CFS also nicht aus. Sie helfen aber dabei, andere häufige Ursachen von Erschöpfung wie Anämie oder Schilddrüsenstörungen auszuschließen.

Zu Krankheiten, die ebenfalls mit schwerer Erschöpfung einhergehen können und bei einer Differenzialdiagnostik ausgeschlossen werden müssen, gehören unter anderem Multiple Sklerose, Rheuma, klassische Herz- und Lungenschäden, Nährstoffmangel sowie psychische Erkrankungen wie Depressionen. Wichtig zu betonen: Es geht hier um Erschöpfung, nicht um PEM.

Gerade wenn diese Ursachen die Symptomatik nicht ausreichend erklären und dazu noch Hinweise auf PEM bestehen, rückt die Diagnose ME/CFS in den Fokus. Und um es noch etwas komplizierter zu machen: Selbstverständlich können sich verschiedene Krankheiten auch gegenseitig überlagern und überlappen. In diesen Fällen sind eine klare Diagnose und die passende Therapie noch schwieriger.

Obwohl die formale Diagnose ME/CFS nach internationalen Kriterien erst gestellt werden kann, wenn die Symptome mindestens sechs Monate bestehen, sollte man bei Verdacht auf vorhandene PEM nicht zu lange mit der Abklärung warten. Bereits wenn Beschwerden nach einer Infektion über zwei bis vier Wochen anhalten und vor allem eine deutliche Verschlechterung nach Aktivität auftritt, sollten die inneren Alarmglocken klingeln. Denn je früher man ME/CFS erkennt, desto weniger Zeit hat man, es durch Sport und Anstrengung zu verschlimmern.

Die Diagnose von ME/CFS erfolgt mangels beweisenden Markers aktuell noch klinisch. Dabei stützt man sich auf international anerkannte Kriterienkataloge wie die

Kanadischen Konsensuskriterien (CCC) oder die IOM-Kriterien. Diese Kataloge helfen dabei, das komplexe Krankheitsbild anhand spezifischer Symptomkombinationen einzuordnen und von anderen Erkrankungen, wie etwa einer Depression oder klassischen Erschöpfung, abzugrenzen. Zusätzlich hilfreich ist die Beobachtung des Verlaufs, wo sich bei ME/CFS das typische Muster von Überanstrengung und PEM, »Push« und »Crash«, findet.

Die Ausschlussmethode der Differenzialdiagnostik lässt viele Betroffene hilflos zurück. Nur zu gern möchte ein Mensch schwarz auf weiß sehen: Das ist es, diese Krankheit habe ich. Die Ursache ist meist auch der Ansatz für die Behandlung.

Auch wenn die Diagnose bei ME/CFS schwerer ist als bei anderen Erkrankungen, so kann sie mit etwas Erfahrung durchaus auch aktiv gestellt werden, wenn man den Betroffenen zuhört. Zusätzlich gibt es Tests, die, auch wenn sie kein Beweis im strengen Sinn sein mögen, eine große Unterstützung sein können, um dem Problem näher zu kommen.

Welche Tests bei ME/CFS hilfreich sein können

Neben dem guten Zuhören, wie Betroffene ihren Zustand schildern, und einer Beobachtung des Verlaufs können folgende Untersuchungen in vielen Fällen wie Mosaiksteine ein Gesamtbild zusammenfügen:

- **Der Schellong-Test:** Dieser Test ist oft der erste Schritt, um Störungen des autonomen Nervensystems, konkret Probleme des Kreislaufs, nachzuweisen. Im Detail läuft das so ab: Zunächst liegt der Patient für zehn Minuten ruhig am Rücken, dann werden zweimalig Blutdruck und Puls gemessen. In der Folge muss der Patient zügig aufstehen und zehn Minuten lang absolut still stehen bleiben.

  Bei gesunden Menschen reguliert der Körper den Blutdruck rasch nach. Bei vielen ME/CFS-Betroffenen passiert jedoch das Gegenteil: Der Puls schießt extrem in die Höhe, oft über dreißig Schläge zusätzlich pro Minute, begleitet von den klassischen Kreislaufsymptomen wie Benommenheit, Übelkeit oder einem Gefühl des nahenden Kollapses. Das nennt man POTS (posturales orthostatisches Tachykardiesyndrom). Eine Variante ist die orthostatische Hypotension, wo es zu einem deutlichen Abfall des Blutdrucks kommt.

  Diese Untersuchung kann die ständige Benommenheit und das Schwindelgefühl beim Stehen objektiv messbar machen. Eine andere Variante dieses Tests, bei der der Patient passiv bleibt, ist der **Kipptisch-Test**: Dabei werden Patienten auf einer Liege fixiert, die in eine aufrechte Position gekippt wird. Herzfrequenz, Blutdruck und andere Werte werden gemessen. Ein Wert, der hier besonders spannend wäre: wie viel Blut, und damit Sauerstoff, ins Gehirn fließt. Es wurde nämlich bei ME/CFS gezeigt, dass dieser sogenannte zerebrale Blutfluss herabgesetzt ist, auch wenn ansonsten keine Kreislaufstörungen zu finden sind. Dieser Sauerstoffmangel korreliert mit den bekannten Kreislaufsymptomen. Leider wird diese Untersuchung noch sehr selten angeboten.

- **Die Spiroergometrie:** Mit ihr lässt sich PEM besonders gut messen – aber nur, wenn sie an zwei aufeinanderfolgenden Tagen durchgeführt wird. Die Spiroergometrie ist ein Belastungstest, der zeigt, wie gut Herz, Lunge, Kreislauf und Muskeln unter Anstrengung zusammenarbeiten, um den Körper mit Sauerstoff zu versorgen und ihn zu nutzen. Dies erfolgt unter Belastung auf einem Standfahrrad, wobei über eine Maske die Atemgase sowie zusätzlich Herzfrequenz und Blutdruck gemessen werden.

  Das Ziel ist, die sogenannte anaerobe Schwelle zu finden: der Punkt, an dem der Körper auf die weniger effiziente Energiegewinnung ohne Zuhilfenahme von Sauerstoff umschaltet. Während Gesunde sich von so einer Belastung über Nacht erholen und am zweiten Tag weitgehend die gleiche Leistung abrufen, bricht das System bei ME/CFS-Patienten am zweiten Tag völlig zusammen, mit einer messbaren Reduktion der Leistungsfähigkeit.

  Bei der einzeln durchgeführten Ergometrie sieht man, wie eng die Leistungsgrenzen der Betroffenen sind. Wird dabei Laktat gemessen, findet eine Erhöhung, die gesunde Menschen beim Sport erreichen, bereits bei einer Leistung statt, die ganz basalen Alltagsaktivitäten wie Einkaufen oder Staubsaugen entspricht. Dies wird dann oft als Dekonditionierung, also Leistungsverlust durch Inaktivität, interpretiert.

In der Realität sprechen aber ein paar Gründe gegen die Durchführung. Einerseits die Logistik. Der Test ist organisatorisch schwer umsetzbar und wird als Kassenleistung nicht angeboten. Andererseits, und das ist viel wesentlicher: Ein Test, der PEM auslösen soll, kann zu einer anhaltenden Verschlechterung des Zustands führen. Insofern ist die Durchführung dieser Untersuchung nur in manchem Einzelfall sinnvoll und für schwer betroffene Menschen unmöglich.

- **Hand-Dynamometer:** Diese Methode zur Messung von PEM ist einfach und mit relativ wenig Risiko für die Patienten verbunden. Es muss dabei mit voller Kraft der Griff des Handdynamometers gezogen, also eine Faust gemacht werden. Dies wird zehnmal hintereinander in kurzen Abständen wiederholt, und dann nochmals als Serie 60 Minuten später. Bei gesunden Menschen bleibt die Kraft über mehrere Versuche hinweg relativ stabil oder sinkt nur minimal. Bei ME/CFS-Patienten lässt sich hingegen ein Nachlassen der Handkraft beobachten und die Muskulatur benötigt ungewöhnlich lange, um sich wieder zu regenerieren. Dies liefert Hinweise auf PEM, ohne den Patienten so stark zu belasten wie ein Fahrrad-Test.

Diese Tests sind hilfreich, haben auch eine direkte therapeutische Konsequenz. Allerdings sind sie aus vielerlei Gründen, und seie es nur die zeitliche Dauer, in der Praxis unpraktisch. Was es bräuchte: Biomarker.

Biomarker sind objektiv messbare biologische Merkmale – zum Beispiel Moleküle, Gene, Zelltypen, Bildgebungsbefunde oder physiologische Messwerte –, die als Hinweise auf normale oder krankhafte Prozesse dienen können. Sie können Diagnosen unterstützen, Krankheiten überwachen oder Verläufe vorhersagen.

Solche Biomarker gibt es für ME/CFS nicht. Standard-Bluttests bleiben unauffällig und sind wenig aussagekräftig. Was im Körper nicht gefunden wird, das kann doch nur »im Kopf« sein – so der fatale Schluss.

Ganz so stimmt das allerdings nicht. Es gibt Auffälligkeiten, nach denen gesucht werden kann und die Hinweise oder Therapiekonsequenzen liefern. Sie sind nicht in jedem Fall nachweisbar und erklären das Krankheitsbild nicht vollständig, aber sie sind durchaus ein Anfang. Wenn also begründeter Verdacht besteht, an einem postinfektiösem Syndrom oder ME/CFS zu leiden, können Sie Ihren Arzt bitten, folgende

Biomarker mittels Bluttest zu untersuchen oder folgende Tests durchzuführen:

- Bei dreißig bis vierzig Prozent der Erkrankten lassen sich Autoantikörper gegen Rezeptoren des vegetativen Nervensystems nachweisen: gegen ß1- und ß2-Rezeptoren sowie gegen den M3- und M4-Acetylcholinrezeptor[2]. Diese Autoantikörper wurden bei Long Covid, ME/CFS und auch POTS in Studien beschrieben. Ihre letztendliche Relevanz ist aber, und das muss man betonen, aktuell noch nicht geklärt. Dazu ist die Bestimmung der Antikörper keine Kassenleistung.
- Oft findet man im Zusammenhang mit ME/CFS eine Mastzellaktivierung, bei der von Mastzellen, das sind unter anderem bei Infekten wichtige Immunzellen, ohne wirklichen Grund Histamin und andere Entzündungsbotenstoffe freigesetzt werden. Hier gibt es Labormarker wie Tryptase, Histamin oder Leukotriene, die im richtigen klinischen Kontext hilfreich sein können.
- Viele Betroffene berichten über eine erhöhte Infektanfälligkeit. Wenn Infekte ungewöhnlich häufig, schwer, langwierig oder therapieresistent auftreten, sollte auch an einen Immundefekt gedacht und dies ärztlich abgeklärt werden. Die Erstabklärung ist oft mit Basis-Labordiagnostik möglich, eine weiter-

---

[2] Quelle: https://www.fatigatio.de/me/cfs/diagnose

führende immunologische Diagnostik kann aber je nach Befund notwendig sein.

- Hypermobilität, also eine zu starke Beweglichkeit der Gelenke, kommt bei ME/CFS überraschend oft vor und kann unter anderem für Gelenkschmerzen sehr relevant sein. Um diese Hypermobilität zu diagnostizieren, muss eine darauf fokussierte Untersuchung erfolgen. In manchen Fällen ist eine genetische Diagnostik notwendig, um vererbte Bindegewebsschwächen abzuklären. Hypermobilität kann dazu mit einigen anderen Problemen verbunden sein, die das Gesamtbild negativ beeinflussen. Dazu zählen unter anderem Instabilitäten im Bereich der Halswirbelsäule oder Kompressionen von Gefäßen im Bauch. Die Diagnostik ist leider, wie so vieles bei ME/CFS, komplex, spezialisierte Anlaufstellen rar.
- Bei einem Teil der Menschen mit ME/CFS tritt eine Small Fiber Neuropathie auf. Dies ist eine Schädigung der besonders kleinen Nerven, die keine Isolierschicht haben – und deren Schädigung deswegen mit der Elektroneurographie (»Nervenleitgeschwindigkeit«) nicht gemessen werden kann. Eine Small Fiber Neuropathie kann zu Nervenschmerzen – brennend, elektrisierend – und Berührungsempfindlichkeit führen, manchmal auch die Ursache für Störungen des autonomen Nervensystems sein. Hier ist eine spezialisierte Diagnostik bis hin zur Hautbiopsie notwendig.

Diese Untersuchungen können die Diagnose ME/CFS auf wertvolle Art stützen. Das sie aber keine allgemeingültigen Biomarker sind, zeigt eine weitere Schwierigkeit auf. ME/CFS ist eine relativ heterogene Erkrankung. Das Kardinalsmerkmal PEM ist immer vorhanden, aber das Gesamtbild ist bunt.

Es ist also durchaus möglich, dass es den »einen« Biomarker für ME/CFS nie geben wird. Was aus meiner Sicht realistischer ist: eine individuelle Therapie, die sich an den im Einzelfall vorhandenen Ursachen orientiert, und dass diese verschiedenen Ursachen, die die Untergruppen von ME/CFS und anderen postinfektiösen Syndromen erklären, letztendlich an verschiedenen Biomarkern festgemacht werden können. Das scheint angesichts der laufenden Forschungsbestrebungen auf jeden Fall realistisch.

Kapitel sieben

LANGE SCHATTEN

Was Viren in unserem Körper auslösen können

Die Geschichte postinfektiöser Syndrome reicht weit zurück. Schon seit den 1930er-Jahren gibt es Beschreibungen von Beschwerden nach Krankheitsausbrüchen, die der heutigen Definition von ME/CFS stark ähneln. Diese Beobachtungen wurden jedoch historisch uneinheitlich benannt und nicht immer kontinuierlich in ein stabiles Krankheitskonzept überführt. Für das Verständnis von ME/CFS ist entscheidend, was Infektionen im Körper langfristig auslösen können – nicht nur während der akuten Erkrankung, sondern auch danach. Dabei geht es nach heutigem Stand wahrscheinlich weniger um einen einzelnen »versteckten« Erreger als um anhaltende Fehlregulationen etwa von Immunsystem, Kreislauf, Nervensystem und Belastungsverarbeitung. Gerade das macht postinfektiöse Syndrome oft so schwer greifbar.

Die Spanische Grippe, die zwischen 1918 und 1920 weltweit wütete, gilt als eine der verheerendsten Pandemien der Geschichte. Im Zentrum der medizinischen Aufmerksamkeit standen damals vor allem die akuten Todesfälle. Doch auch über lang anhaltende Beschwerden nach überstandener Influenza wurde berichtet: Schwäche, Erschöpfung sowie neurologische und psychische Symptome, die bei einem Teil der Überlebenden noch lange anhielten. Solche Berichte lassen sich heute als frühe Hinweise darauf lesen, dass schwere Virusinfektionen nicht immer mit der akuten Phase enden.

Besonders häufig diskutiert wird in diesem Zusammenhang die Encephalitis lethargica, eine rätselhafte epidemische Gehirnerkrankung des frühen 20. Jahrhunderts. Sie trat zeitlich in die Nähe der Influenza-Pandemie, führte zu extremer Schläfrigkeit, Bewegungsstörungen und teils dauerhaften neurologischen Schäden. Ob sie tatsächlich durch die Spanische Grippe verursacht wurde, ist jedoch bis heute ungeklärt. Was sich aber sagen lässt: Schon damals gab es Beobachtungen, dass Infektionen bei manchen Menschen weit über die akute Erkrankung hinaus nachwirken können – ein Gedanke, der heute im Licht von Long Covid und ME/CFS neue Aktualität gewonnen hat. Und die Spanische Grippe ist dabei nicht das einzige Beispiel.

Ein paar Jahrzehnte davor, ab 1889, verbreitete sich die Russische Grippe mit erstaunlicher Geschwindigkeit über den Globus und forderte schätzungsweise rund eine Million Todesopfer. Schon während der

Pandemie fiel vielen Ärzten auf, dass die Krankheit nicht nur mit Fieber und Atemwegssymptomen einherging, sondern oft auch mit auffälligen neurologischen und nervösen Beschwerden. In zeitgenössischen Berichten ist von Neuralgien, Sehstörungen, Schwindel, Herzrasen, Schlafproblemen und tiefer Erschöpfung die Rede. Begriffe wie »Neurasthenie«, »Nervenschwäche« oder »grippale Katalepsie« zeigen, wie ratlos die Medizin damals auf diese anhaltenden Folgeerscheinungen blickte.

Auch nach der akuten Krankheitsphase berichteten viele Betroffene noch über Monate anhaltende Schwäche, Konzentrationsprobleme und eine verminderte Belastbarkeit. Aus heutiger Sicht wirken manche dieser Beschreibungen erstaunlich nah an dem, was wir heute bei Long Covid oder anderen postinfektiösen Syndromen beobachten. Dennoch sollte man vorsichtig bleiben: Die historischen Quellen erlauben keine Gleichsetzung mit heutigen Diagnosen wie ME/CFS. Was sie aber klar zeigen, ist, dass Infektionen schon damals nicht immer mit dem Abklingen des Fiebers endeten, sondern bei einem Teil der Erkrankten lang anhaltende gesundheitliche Folgen hinterließen.

Bemerkenswert ist vor allem, wie schwer diese Beschwerden medizinisch einzuordnen waren. Weil die diagnostischen Mittel fehlten, wurden die Langzeitfolgen der Russischen Grippe uneinheitlich beschrieben – mal als nervöse Erschöpfung, mal als psychische oder neurologische Nachwirkung. Gerade darin liegt die historische

Parallele zur Gegenwart: Nicht unbedingt in einer identischen Krankheit, sondern in der Erfahrung, dass eine Infektion den Körper weit über die akute Phase hinaus beeinträchtigen kann, lange bevor die Medizin dafür eine klare Sprache findet.

Die lebensverändernden Folgen einer Viruserkrankung

Lang anhaltende Beschwerden nach Infektionen können auf unterschiedliche biologische Mechanismen zurückgehen. Einer davon ist virale Persistenz: Bei manchen Viren bleibt das Virus selbst oder ein virales Reservoir nach der akuten Erkrankung im Körper bestehen und kann weiter mit dem Immunsystem interagieren. Das ist für einige Erreger gut belegt, etwa für den Varizella-Zoster-Virus oder für Hepatitis-B- und -C-Viren. Für ME/CFS ist eine solche anhaltende Viruspräsenz bislang jedoch nicht allgemein als Ursache bewiesen.

Virale Persistenz bezeichnet den Zustand, dass ein Virus oder virale Bestandteile nach der akuten Infektion im Körper verbleiben können. Das bedeutet nicht automatisch, dass das Virus noch frei im Blut nachweisbar ist; es kann auch in Geweben, Zellen oder in latenter Form fortbestehen. Für manche Viren ist dieses Phänomen gut belegt. Ob und in welchem Ausmaß virale Persistenz auch die anhaltenden Symptome postinfektiöser Erschöpfungserkrankungen wie ME/CFS erklärt, ist dagegen bislang nicht abschließend geklärt.

Wahrscheinlicher ist, dass verschiedene postinfektiöse Erkrankungen auf unterschiedlichen Wegen entstehen können – und durch unterschiedliche Erreger. Auch wenn wissenschaftlich diskutiert wird, ob es verschiedene Formen postinfektiöser Syndrome durch verschiedene Viren gibt, so ist von klinischer Seite eines festzuhalten: ME/CFS ist von der Symptomatik nicht zu unterscheiden, egal ob der Auslöser nun SARS-CoV-2, Influenza, das Epstein-Barr-Virus oder ein anderer Erreger war.

Ein weiterer Mechanismus ist bleibender Organschaden nach einer akuten Infektion. Schwere Entzündungen können Gewebe strukturell verändern, etwa in Lunge oder Herz, sodass ein Organ auch nach überstandener Infektion eingeschränkt bleibt. Daneben kommen fehlgeleitete Immunreaktionen infrage, zum Beispiel Autoimmunität durch Mechanismen wie molekulare Mimikry. Dabei reagiert das Immunsystem nicht mehr nur auf den Erreger, sondern greift körpereigene Strukturen an, die der Oberfläche des Eindringlings ähneln.

Molekulare Mimikry bezeichnet das Phänomen, dass bestimmte Strukturen eines Erregers körpereigenen Strukturen so stark ähneln, dass das Immunsystem beide teilweise verwechselt. Die Abwehr richtet sich zunächst gegen den Erreger, kann dabei aber auch körpereigenes Gewebe angreifen. Auf diese Weise kann eine Infektion in manchen Fällen autoimmune Reaktionen mit auslösen.

Gerade bei postinfektiösen Syndromen wie ME/CFS wird heute eher ein Zusammenspiel mehrerer Mechanismen diskutiert – etwa aus gestörter Immunregulation, beeinträchtigter Funktion des vegetativen Nervensystems, veränderter Energieverarbeitung und möglicherweise auch anhaltenden postinfektiösen Veränderungen einzelner Organe – als eine einzige Ursache. Es ist auch davon auszugehen, dass nicht alle dieser Mechanismen in jedem einzelnen Fall eine Rolle spielen, ein sehr ähnliches klinisches Bild insofern im Detail auf unterschiedliche Weise zustande kommen kann.

Postinfektiöse Syndrome und ihre Auslöser

Die Bezeichnung »postinfektiöses Syndrom« ist leider reichlich unpräzise. Dass es nach Infekten einige Wochen, teilweise Monate, dauern kann, bis eine vollständige Erholung eintritt, ist für sich genommen weder neu noch ungewöhnlich. Ebenso ist bekannt, dass bei einem Teil der Betroffenen Beschwerden deutlich länger anhalten und chronisch werden können. Nicht jedes postinfektiöse Syndrom ist bereits ME/CFS. Gerade schwerere chronische postinfektiöse Erkrankungen wie ME/CFS haben in der Medizin aber lange ein kaum beachtetes Nischendasein geführt – sehr zum Nachteil der Betroffenen.

Diese Wahrnehmung wurde durch Long Covid jedoch deutlich besser. Aus einem sporadischen Ereignis nach unspezifischen Infekten, das in der Flut der in einer Arztordination berichteten Fälle von Erschöpfung verschiedenster Ursache untergehen konnte, wurde durch die geballte Infektion des größten Teils der Weltbevölkerung in kürzester Zeit ein allseits beachtetes Thema.

Die begriffliche Trennschärfe ist aber auch hier bis heute begrenzt. Long Covid dient oft als Sammelbegriff für anhaltende oder neu auftretende Beschwerden nach einer SARS-CoV-2-Infektion. Je nach Definition umfasst er Symptome ab vier Wochen oder das engere Post-Covid-Syndrom ab zwölf Wochen. Zum Spektrum der Langzeitfolgen können dabei anhaltende Symptome,

Organschäden – zum Beispiel an Lunge und Herz – und auch durch Covid-19 ausgelöste Folgeerkrankungen wie Schlaganfall gehören. ME/CFS kann nach Covid-19 auftreten, ist aber nicht mit Long Covid insgesamt gleichzusetzen, sondern betrifft eine Untergruppe. Wie groß diese Untergruppe ist, kann momentan nicht klar beantwortet werden.

Studien berichten von einem deutlich erhöhten Risiko, nach Covid-19 an ME/CFS zu erkranken – aber gleichzeitig auch davon, dass das Risiko dafür ähnlich hoch ist wie nach anderen Infekten.

Um die fehlende Präzision zu veranschaulichen, muss man nur die Falldefinition ansehen, die die WHO erarbeitet hat. Hier wird Long Covid definiert als anhaltende oder neu auftretende Beschwerden nach einer SARS-CoV-2-Infektion, die in der Regel innerhalb von drei Monaten beginnen, mindestens zwei Monate bestehen und sich nicht anders erklären lassen. Und Fatigue, also Erschöpfung, Atemnot und kognitive Probleme sind die drei Hauptsymptome – die aber im Einzelfall unterschiedliche Ursachen haben können.

Warum dieses Vermischen von Infektfolgen problematisch ist, kann man an vielen Studien zum Thema Long Covid erkennen. Sehr oft ist nicht klar, ob zwischen Betroffenen mit und ohne PEM sauber getrennt wurde. Und das ist keine Trivialität, da allein dieser Aspekt einen wesentlichen Unterschied bezüglich der genauen Krankheitsmechanismen und damit auch der Behandlung macht.

Es gibt allerdings auch deutlich präziser definierte postinfektiöse Spätfolgen, etwa das **Post-Polio-Syndrom**. Dabei handelt es sich um eine neurologisch-neuromuskuläre Erkrankung, die meist erst 10 bis 40 Jahre nach einer durchgemachten Kinderlähmung (Poliomyelitis) auftritt. Während der ursprünglichen Infektion werden Motoneuronen, also jene Nervenzellen, die Befehle vom Gehirn oder Rückenmark an die Muskeln weiterleiten, geschädigt oder zerstört. In der Erholungsphase können verbliebene Nervenzellen einen Teil dieser Funktion übernehmen, indem sie zusätzliche Muskelfasern mitversorgen. Langfristig kann diese Anpassung jedoch an ihre Grenzen geraten. Typisch sind dann neue oder zunehmende Muskelschwäche, rasche muskuläre Ermüdbarkeit, Muskelschwund sowie Muskel- und Gelenkschmerzen.

Der entscheidende Unterschied zu ME/CFS liegt in der Art der Erkrankung. Beim Post-Polio-Syndrom stehen neuromuskuläre Spätfolgen einer früheren Schädigung von Motoneuronen im Vordergrund; die Schwäche betrifft oft besonders jene Muskelgruppen, die schon bei der akuten Polio betroffen waren. ME/CFS ist dagegen eine Erkrankung, die den ganzen Körper betrifft, mit dem Kernmerkmal einer durch Belastung ausgelösten, oft verzögert einsetzenden Symptomverschlechterung (PEM). Auch Menschen mit PPS können unter ausgeprägter Erschöpfung leiden, aber PEM im engeren Sinn gehört nicht zu den definierenden Merkmalen. Diagnostisch stützt sich das Post-Polio-Syndrom vor allem auf die durchgemacht Polio-Infektion, eine lange stabile Phase und das Auftreten einer neuen Schwäche. Eine Elektromyographie (EMG), wo mittels Nadeln die elektrische Aktivität des Muskels gemessen wird, kann frühere Schäden an der Verbindung zwischen Nerven und Muskeln sichtbar machen, ist aber nur ein Teil der gesamten Diagnose.

Interessanterweise wurde ME/CFS historisch zunächst als Poliomyelitis-ähnliche Erkrankung verstanden. Daher stammt auch die Bezeichnung »myalgische Enzephalomyelitis«, also eine Erkrankung mit Muskelschmerzen und vermuteter Entzündung des zentralen Nervensystems. Dieser frühe Verdacht auf eine Polioähnliche Ursache hat sich jedoch nicht bestätigt. Auch im Wortsinn einer Enzephalomyelitis lassen sich bei ME/CFS bisher keine konsistenten entzündlichen Veränderungen von Gehirn und Rückenmark nachweisen.

Eine weitere oft postinfektiöse Erkrankung ist das **Guillain-Barré-Syndrom** (GBS), eine akute Autoimmunerkrankung des peripheren Nervensystems, die meist Tage bis wenige Wochen nach einer Infektion, etwa eines Magen-Darm- oder Atemwegsinfekts, deutlich seltener auch nach Impfungen, auftreten kann. Dabei greift das fehlgeleitete Immunsystem periphere Nerven an – häufig die Myelinscheide, also ihre Isolierung, manchmal aber auch die Nervenfasern selbst. Die Nerven können ihre Signale dann nicht mehr zuverlässig weiterleiten: Bewegungsimpulse kommen verzögert oder gar nicht mehr an, sensible Informationen werden fehlerhaft übertragen. In der Praxis beginnt GBS oft mit Kribbeln oder Taubheitsgefühlen in den Füßen und entwickelt sich innerhalb von Stunden oder Tagen zu einer aufsteigenden Schwäche bis hin zu Lähmungen. Weil im schweren Fall auch die Atemmuskulatur betroffen sein kann, gilt GBS im akuten Stadium als medizinischer Notfall.

Der entscheidende Unterschied zu ME/CFS liegt in der Art der Erkrankung. Beim GBS werden periphere Nerven direkt geschädigt, und diese Schädigung ist neurologisch objektivierbar: Nervenleituntersuchungen zeigen oft verlangsamte oder blockierte Reizleitungen, und im Nervenwasser findet sich häufig eine charakteristische Eiweißerhöhung. ME/CFS ist dagegen keine akute entzündliche Polyneuropathie, sondern eine systemische Erkrankung, deren Kernmerkmal die belastungsinduzierte Symptomverschlechterung (PEM) ist. Auch der Verlauf unterscheidet sich deutlich: GBS verläuft meist akut mit Verschlechterung, Plateau und anschließender Erholung über Wochen bis Monate. ME/CFS ist dagegen häufig chronisch und schwankend. Während körperliche Rehabilitation bei GBS Teil der Behandlung ist, verschlechtert nicht angepasste Aktivität bei ME/CFS den Zustand.

Ein verwandtes, aber ganz anders gelagertes Krankheitsbild ist PANDAS – kurz für **»Pediatric Autoimmune Neuropsychiatric Disorders Associated with Streptococcal Infections«**. Gemeint ist ein plötzlich einsetzendes neuropsychiatrisches Syndrom bei Kindern im Zusammenhang mit einer Streptokokkeninfektion, etwa einer Halsentzündung oder Scharlach. Typisch ist der abrupte Beginn: Von einem Tag auf den anderen entwickeln Kinder Zwangssymptome, Tics, starke Ängste, Reizbarkeit oder andere auffällige Verhaltensänderungen. Auch Konzentrationsprobleme, Unruhe oder eine plötzlich schlechtere Handschrift können dazugehören.

In der Forschung wird diskutiert, dass dabei eine fehlgeleitete Immunreaktion eine Rolle spielt, möglicherweise unter Beteiligung von Strukturen im Gehirn wie den Basalganglien, die unter anderem bei Koordination von Bewegung, Handlungssteuerung oder Motivation beteiligt sind. Diese Kausalkette ist jedoch nicht in allen Details bewiesen. Der wichtigste Unterschied zu ME/CFS liegt in der Symptomatik: Bei PANDAS stehen akute neuropsychiatrische Veränderungen im Vordergrund, bei ME/CFS dagegen eingeschränkte Belastbarkeit mit PEM, Fatigue und oft weiteren systemischen Symptomen. Auch therapeutisch ist der Ansatz ein anderer: Bei nachgewiesener Streptokokkeninfektion werden Antibiotika eingesetzt. Je nach Schweregrad kommen außerdem symptomorientierte psychotherapeutische, psychiatrische oder in Einzelfällen das Immunsystem beeinflussende Behandlungen infrage.

Es sei auch noch das **Post-Ebola-Syndrom** erwähnt. Nach der großen Ebola-Epidemie in Westafrika zwischen 2014 und 2016 wurde deutlich, dass viele Überlebende noch lange nach der akuten Erkrankung unter Beschwerden litten. Dazu gehören vor allem Gelenk- und Muskelschmerzen, ausgeprägte Erschöpfung, Gedächtnis- und Schlafprobleme, Hörverlust oder Tinnitus sowie Augenprobleme. Besonders auffällig ist dabei die Uveitis, also eine Entzündung im Inneren des Auges, die in schweren Fällen sogar das Sehvermögen bedrohen kann.

Der wichtigste Unterschied zu ME/CFS liegt in der Art der Krankheitsfolgen. Ebola ist eine schwere akute Viruskrankheit, die während der Infektion viele Organe in Mitleidenschaft ziehen kann. Beim Post-Ebola-Syndrom lassen sich manche Beschwerden deshalb auf direkte Gewebeschäden, anhaltende Entzündungen oder eine fortbestehende Viruspräsenz in immunprivilegierten Bereichen wie dem Auge oder den Hoden zurückführen. ME/CFS ist dagegen keine Erkrankung mit solchen typischen direkten Organschäden, sondern eine systemische postinfektiöse Erkrankung, deren Kernmerkmal die belastungsinduzierte Symptomverschlechterung (PEM) ist. Auch beim Post-Ebola-Syndrom gibt es Erschöpfung und neurologische Beschwerden, doch PEM steht dort nicht in derselben definierenden Weise im Vordergrund wie bei ME/CFS.

Umstrittener ist das **Post-Treatment Lyme Disease Syndrome (PTLDS)**. Es beschreibt anhaltende Beschwerden bei einem Teil der Menschen, die eine Lyme-Borreliose durchgemacht haben und leitliniengerecht mit Antibiotika behandelt wurden. Dazu können Fatigue, Schmerzen und Konzentrationsprobleme gehören. Warum diese Symptome bei manchen Betroffenen bestehen bleiben, ist bislang nicht eindeutig geklärt. Diskutiert werden verschiedene postinfektiöse Mechanismen, etwa anhaltende Immunveränderungen. Klar ist jedoch: Weitere Antibiotikatherapien helfen in der Regel nicht dauerhaft.

Die Abgrenzung zu ME/CFS kann schwierig sein, weil sich Symptome wie Erschöpfung, Schmerzen und kognitive Probleme überschneiden. Ein wichtiger Unterschied ist jedoch, dass ME/CFS durch die belastungsinduzierte Symptomverschlechterung (PEM) definiert ist. Beim PTLDS stehen eher anhaltende unspezifische Beschwerden nach einer bekannten bakteriellen Infektion im Vordergrund. Zugleich gilt: Nicht jede länger anhaltende Erschöpfung und nicht jedes Symptom nach Borreliose ist PTLDS, und nicht jede frühere Borreliose erklärt spätere chronische Beschwerden. Wie bei anderen postinfektiösen Erkrankungen können die Grenzen im Einzelfall unscharf sein.

Im Unterschied zu den hier beschriebenen Erkrankungen gibt es für ME/CFS keinen einzelnen Erreger, der die Erkrankung auslöst und ihr damit einen Namen gibt. Dass es auf der Ebene einzelner Symptome zu Überlappungen mit anderen postinfektiösen Erkrankungen kommen kann, macht die Sache nicht immer einfacher. Jedoch ist klar: ME/CFS wird stark über die PEM definiert, sowohl in der Diagnostik als auch in der Therapie. Wie Betroffene mit PEM umgehen können, davon wird das nächste Kapitel handeln.

Kapitel acht

DAS RICHTIGE TEMPO FINDEN

Was Betroffene tun können

Wenn im Verlauf einer neu aufgetretenen, den Alltag einschränkenden Erschöpfbarkeit der Verdacht auf ME/CFS aufkommt, muss schnell gehandelt werden. Denn dann ist es besonders wichtig, eine weitere Verschlechterung zu vermeiden, um aus einer Stabilität heraus die Chance auf Rekonvaleszenz zu bekommen. Der wichtigste Faktor ist dabei ein Herangehen, das leider mit unserer persönlichen und ökonomischen Realität kollidieren kann – das Pacing.

Nicht jede postinfektiöse Symptomatik, nicht jeder neu aufgetretene Erschöpfungszustand ist ME/CFS. Wenn aber bemerkt wird, dass oftmals sehr banale Aktivität zu einer überproportionalen Zustandsverschlechterung führt, wenn ein Verlauf zu beobachten ist, in dem Alltagsaktivität zunehmend eingeschränkt ist, dann muss an diese Möglichkeit unbedingt gedacht werden.

Dann müssen aber auch die richtigen Schritte gesetzt werden, um den Zustand zu stabilisieren. Denn aus Stabilität heraus kann Verbesserung entstehen, vor allem, wenn das Problem frühzeitig richtig erkannt wird. Weil uns viele dieser notwendigen Schritte kontraintuitiv vorkommen, sind sie hier näher erläutert.

Schonung. Die erste und wichtigste Sofortmaßnahme bei möglicher PEM ist paradoxerweise: konsequente Schonung. Und das ist alles andere als einfach. In einer Gesellschaft, die uns darauf drillt, Probleme durch »Anpacken« und »Durchhalten« zu lösen, ist dies leider oft ein unerhörter Ansatz.

Dazu ist auch mein bisheriges Erleben, dass gerade diese Schonung den meisten Menschen mit ME/CFS am allerschwersten fällt. Ich erlebe es laufend, dass es nicht das Problem ist, sie zu motivieren, sondern vielmehr, sie zu bremsen.

Denn bei ME/CFS ist Aktivität kein Heilmittel, sondern im Übermaß ein Gift. Der erste und wichtigste Schritt ist die Akzeptanz, dass die bisherigen, in der eigenen Erfahrung meist hilfreichen, Strategien zur

Überwindung von Erschöpfung, wie Sport oder das Ignorieren von Müdigkeit, ab sofort gefährlich sein können. Es geht jetzt darum, eine »Schonfrist« für den Körper auszurufen, um weiteren Schaden durch Überlastung zu verhindern.

Dokumentation. Dieses Konzept der Schonung klingt aber leichter, als es ist. Die Grenzen von PEM sind manchmal so bizarr niedrig, dass die auslösende Aktivität gar nicht als problematisch wahrgenommen wird. Gleichzeitig kann PEM oft zeitversetzt eintreten. Man verliert dadurch leicht den Überblick darüber, welche Handlung den Zusammenbruch ausgelöst hat.

Wenn der Verdacht auf PEM besteht und es Ihnen schwerfällt, Ursache und Wirkung klar einzuordnen, kann es hilfreich sein, Aktivitäten und die folgenden Reaktionen Ihres Körpers zu dokumentieren. Das funktioniert klassisch analog mit Aktivitätstagebüchern, ist aber natürlich auch mit moderneren Hilfsmitteln wie Smartwatches möglich. Solche Tracker gibt es mittlerweile günstig von verschiedensten Herstellern zu erwerben. Das sind zwar keine Medizinprodukte, aber in der Praxis habe ich immer wieder gute Erfahrungen gemacht, diese »Uhren« als Monitor einzusetzen, über Messung von Herzfrequenz oder Herzratenvariabilität, aber mittlerweile auch mittels eigener Pacing-Apps. Ziel ist es, den individuellen »Point of no Return« zu finden: jene unsichtbare Grenze, ab der das System zusammenbricht.

Diese Grenze zu kennen, ist Ihr wichtigstes Werkzeug, um aus der Spirale der ständigen Rückschläge auszubrechen.

Sprechen Sie mit Ihrem Umfeld. So bedrohlich die neue Realität initial für die Betroffenen ist, so unverständlich scheint sie oft für das Umfeld. Umso mehr ist Kommunikation essenziell, weil der durch die Schonung entstehende Rückzug aus als normal empfundenen Alltags- und Sozialaktivitäten für Missstimmungen sorgen kann.

Wenn Sie eine so nicht bekannte Verschlechterung des Zustands nach Aktivität erleben, ist eine ärztliche Abklärung unbedingt notwendig. Warten Sie aber trotzdem nicht auf die Bestätigung der Diagnose ME/CFS durch einen Spezialisten, um sich Ruhepausen zu gönnen oder Hilfsmittel in Anspruch zu nehmen, wenn der Verdacht besteht, dass PEM vorliegen könnte.

Jede Minute, die Sie stehend verbringen, obwohl Sie sitzen könnten, und jeder Termin, den Sie wahrnehmen, obwohl Ihr Körper »Stopp!« schreit, zahlt auf ein Schuldenkonto ein, das Sie im Fall von ME/CFS nicht einfach wieder ausgleichen können. Den Schutz des eigenen Energieniveaus zur obersten Priorität zu machen, ist kein Zeichen von Aufgabe, sondern der mutigste und klügste Akt der Selbstfürsorge, den Sie in dieser Situation vollziehen können.

Und gleichzeitig liefert dies auch wertvolle Hinweise. Stabilisiert sich so der Zustand, anstatt ständig schlechter zu werden, unterstützt dies den diagnostischen Prozess, der ja gerade bei ME/CFS sehr auf der Schilderung des Krankheitserlebens basiert.

Das aktuelle medizinische Panorama von ME/CFS lässt sich in drei Bereiche unterteilen, die jeweils völlig unterschiedliche Erwartungen bedienen. An erster Stelle steht das **Management der Krankheit**, das heute das Fundament jeder Behandlung bildet. Da es noch keine »Pille gegen ME/CFS« gibt, konzentriert man sich darauf, die Symptome so weit wie möglich zu lindern und den Zustand durch das sogenannte Pacing zu stabilisieren.

Für viele Betroffene ist dieses konsequente Selbstmanagement der einzige Weg, um eine weitere Verschlechterung zu verhindern und dem Körper die Ruhe zu geben, die er für eine mögliche, aber auch im besten Fall oft langsame Besserung benötigt.

Parallel dazu bewegen wir uns im Bereich der experimentellen Ansätze, die oft dort ansetzen, wo die Forschung die Ursachen vermutet. Hierbei handelt es sich um Behandlungen, die noch nicht in den allgemeinen Leitlinien verankert sind, aber in spezialisierten Zentren oder Studien hoffnungsvolle Ergebnisse zeigen.

Viel hört man hier von sogenannten Off-label-Behandlungen. Das betrifft Medikamente, die zwar prinzipiell zugelassen sind – aber nicht für ME/CFS. Diese Medikamente haben Wirkmechanismen, die bei ME/CFS möglicherweise hilfreich sein können, sind aber noch nicht ausreichend in Studien auf ihren Effekt geprüft worden.

Das ultimative Ziel der Heilung bleibt indes das große Versprechen der Zukunft. Auch wenn wir Mediziner ehrlich sagen müssen, dass eine vollständige Wiederherstellung der Gesundheit bei chronischen Verläufen aktuell eher die Ausnahme als die Regel ist, wird in vielen Forschungsgruppen weltweit daran gearbeitet, diese Perspektive zu verbessern. Auf diesen Aspekt wollen wir im letzten Kapitel schauen. Bis dahin bedeutet Therapie bei ME/CFS vor allem eines: Geduld und Präzision im Umgang mit den eigenen Kräften. Dafür wird in der Praxis auf die Methode des Pacings zurückgegriffen.

Wie Pacing funktioniert

Pacing, am besten ins Deutsche zu übersetzen mit »das Tempo einteilen«, ist die in der Praxis zurzeit am häufigsten eingesetzte und bewährte Methode, um den Zustand von ME/CFS-Patienten stabil zu halten. Es ist weit mehr, als nur »sich auszuruhen« oder »es langsamer angehen zu lassen« – und auf gar keinen Fall ist es, wie manchmal fälschlich behauptet, die Aufforderung, gar nichts zu tun oder gar eine »Anleitung zur Chronifizierung«.

Pacing trägt im Gegenteil der Tatsache Rechnung, dass ME/CFS-Patienten über individuelle Energiereserven verfügen, die sich schneller aufbrauchen und langsamer aufladen als jene von gesunden Menschen. Sie können sich an einem einzigen stressigen Tag mit unvorhergesehenen Herausforderungen entleeren und sich dann über Monate hinweg nicht regenerieren. Beim Pacing wird versucht, diese Energiereserven so stabil und voll zu halten wie möglich.

Im besten Fall ist Pacing ein hochpräzises Management-System, das darauf abzielt, die tägliche Aktivität exakt an die verbliebene Energie anzupassen, um den Absturz zu verhindern. Die goldene Regel lautet dabei: Hören Sie auf, bevor Sie den Punkt erreichen, wo PEM ausgelöst wird. Praktisch bedeutet das eine radikale Neustrukturierung des Tages nach dem **»3-P-Prinzip«: Priorisieren, Planen und Pausieren.**

Das 3-P-Prinzip

Priorisieren: Überlegen Sie, welche Dinge unbedingt getan werden müssen und auf welche Sie verzichten können. Setzen Sie sich eine Grenze, die an Ihren Zustand angepasst ist, etwa drei Erledigungen pro Tag. Lassen Sie alles weg, was nicht notwendig ist.

Planen: Lernen Sie, im Voraus zu planen. An welchen Tagen gehen Sie einkaufen, wann treffen Sie Freunde, wann planen Sie Ruhezeiten ein. Je besser die Planung, desto geringer das Risiko, unerwartet Energie zu verschwenden.

Pausieren: Sorgen Sie für regelmäßige Pausen. Jeder Spitzensportler benötigt Regeneration, nur ist der Sport der Betroffenen das tägliche Leben. Finden Sie heraus, was Ihnen besonders Ruhe verschafft: gedimmtes Licht, eine kühle oder warme Bettdecke, keine oder ausgewählte Geräusche.

Manchmal werden auch weitere Ps dazugenommen:

Positionieren: Organisieren Sie Menschen und Dinge um sich herum so, dass sie mit möglichst wenig Kraft zu erreichen sind. Das kann bedeuten, die wichtigsten Alltagsgegenstände (Kühlschrank, Laptop) nahe am Bett zu positionieren. Oder regelmäßige Besuche von wichtigen Menschen zu takten, damit diese mit möglichst wenig Energieaufwand ablaufen können. Positionieren wird manchmal auch in dem Sinn verstanden, dass bestimmte Tätigkeiten wie kochen oder duschen im Sitzen statt im Stehen durchgeführt werden.

Precaution (Vorsorge): Damit sind Maßnahmen gemeint, die dazu beitragen können, Symptomverschlechterung zu vermeiden oder abzumildern, beispielsweise ein regelmäßiger Schlafrhythmus, Reizabschirmung oder an die Symptomatik angepasste Medikation.

ME/CFS ist eine Erkrankung mit einem Spektrum an Schweregraden. Wo für mild betroffene Menschen teilweise Arbeit mit Anpassungen am Arbeitsplatz und Reduktion von Alltags- und Freizeitaktivität möglich ist, liegen die Grenzen bei schwer Betroffenen oft schon bei Dingen wie dem Zähneputzen.

Man muss sich daher immer bewusst machen, dass Pacing ein sehr individuelles Herangehen ist, angepasst an die persönliche Belastungsgrenze und deren Schwankungen. Überlegen Sie morgens, welche Erledigungen wirklich essenziell sind, und teilen Sie diese in Etappen auf. Es zeigt sich oft, dass insgesamt mehr Aktivität umgesetzt werden kann, wenn diese aufgestückelt wird – und man damit gleichzeitig die PEM vermeidet.

Dabei muss man auch betonen: Pause bedeutet in dem Fall wirkliche Abwesenheit von Aktivität. Also beispielsweise nicht, etwas zu lesen oder das Handy zu verwenden, wenn man eine körperliche Aktivität beendet hat.

Diese Tatsache ist frustrierend, absolutes Nichtstun in den Pausenphasen oft schwer auszuhalten. Es kann hilfreich sein, hier Entspannungsübungen oder Atemtechniken anzuwenden.

Nutzen Sie Hilfsmittel, um körperliche Last zu minimieren. Setzen Sie sich zum Zähneputzen auf einen Hocker, bereiten Sie das Essen im Sitzen zu oder nutzen Sie einen Rollstuhl für längere Wege, um Ihre wertvollen Energiereserven für das Wesentliche aufzusparen. Erinnern Sie sich an Jennifer aus dem ersten Kapitel? Sie kam nicht deswegen mit dem Rollstuhl auf die Bühne, weil sie nicht gehen konnte, sondern wegen geschickter Planung: Die Energie sollte für den Vortrag da sein, nicht für das Gehen.

Ein Rollstuhl ist dabei eine Maximalvariante, die am Unverständnis der Kostenträger scheitern kann, dass bei ME/CFS das Problem nicht zwingend in der Aktivität selbst, sondern in der pathologischen Erholung danach liegt. Es gibt aber auch Alternativen. Ich kenne viele Betroffene, die ihren Aktionsradius beispielsweise mit E-Scootern deutlich erhöht haben.

Da das Gefühl für die eigene Belastbarkeit bei ME/CFS oft trügerisch ist, kann eine Pulsuhr objektive Daten liefern. Es ist bei vielen Menschen mit ME/CFS zu bemerken, dass die Herzfrequenz bei Überanstrengung sehr deutlich ansteigt und dann auch in Ruhe merklich höher bleibt. Ziel ist es, den Puls deutlich unter der errechneten, sogenannten anaeroben Schwelle zu halten – ein Orientierungspunkt, der bei Betroffenen oft erschreckend niedrig liegt, häufig bei ungefähr 100 bis 110 Schlägen pro Minute, je nach Alter.

Die anaerobe Schwelle ist vereinfacht gesagt die höchste Belastungsintensität, die ein Mensch über längere Zeit aufrechterhalten kann, bevor der Stoffwechsel zunehmend in einen Bereich gerät, in dem Ermüdung rasch zunimmt. Bei gesunden Menschen kann diese Schwelle durch Training nach oben verschoben werden. Bei Menschen mit ME/CFS liegt die Belastungsgrenze oft deutlich niedriger, und schon geringe Überschreitungen können Post-Exertional Malaise (PEM) auslösen oder verstärken.

Studien haben gezeigt, dass die anaerobe Schwelle bei ME/CFS nach Überanstrengung weiter absinken kann.

Wenn die Herzfrequenz bei Aktivität über die ermittelte Schwelle ansteigt und sich nicht mehr erholt, sollte man die Aktivität abbrechen – selbst wenn man sich gerade »noch gut« fühlt.

Es gibt verschiedene Methoden, wie die Herzfrequenz zum Pacing verwendet werden kann. Gleichzeitig ist zu betonen, dass es sich hier nicht um eine starre Vorgabe handelt und ein Fixieren auf einen Messwert ohne Abgleich mit dem Zustand vermieden werden sollte. Es muss immer individuell geklärt werden, ob auch wirklich ein Zusammenhang zwischen Veränderungen der Herzfrequenz und dem Zustand besteht. Denn nur in einem solchen Fall sind diese Ansätze auch hilfreich.

Außerdem sollte beachtet werden, dass Pacing per Pulsuhr nur bei körperlicher Aktivität hilfreich ist. Bei geistigen Anstrengungen ist oft keine klare Veränderung bemerkbar.

Ein weiteres Problem: die bei ME/CFS häufige Störung der Kreislaufregulation, die oft zu einem zusätzlichen starken Anstieg der Herzfrequenz bei aufrechter Aktivität bedingt. Errechnete Grenzwerte sind hier oft sinnlos.

Methode 1: (220 – Lebensalter) x 0,6 = maximale Herzfrequenz bei Aktivität

Beispiel eines 25-jährigen ME/CFS-Patienten:
(220 – 25) x 0,6 = 117

Diese Formel ergibt einen Wert, der 60 Prozent der errechneten anaeroben Schwelle ausmacht. So soll sichergestellt werden, dass ein ausreichender Puffer gegeben ist.

Wenn die Herzfrequenz über den errechneten Wert ansteigt und sich nicht innerhalb von zwei bis drei Minuten erholt, wird eine Pause empfohlen. Sollte dennoch PEM ausgelöst werden, muss der Wert reduziert werden. Umgekehrt kann es manchmal auch Sinn machen, den Wert nach oben anzupassen – er ist jedenfalls nicht in Stein gemeißelt.

Methode 2: morgendlicher Ruhepuls

Bleiben Sie nach dem Aufwachen ruhig im Bett liegen und messen Sie den Ruhepuls. Tun Sie das über einen Zeitraum von mehreren Tagen und ermitteln Sie Ihren durchschnittlichen Ruhepuls. Wenn Sie dann in der Folge beim Messen des Ruhepuls am Morgen feststellen, dass dieser 10 bis 15 Schläge über dem durchschnittlichen Wert liegt, ist eine Überanstrengung an den Tagen davor naheliegend. Gehen Sie solche Tage besonders ruhig an und legen Sie viele Pausen ein.

Methode 3: Herzratenvariabilität (HRV)

Die HRV beschreibt, wie stark die Zeitabstände zwischen einzelnen Herzschlägen schwanken. Eine höhere HRV gilt meist als Zeichen dafür, dass der Körper flexibel und gut reguliert auf Belastung und Erholung reagieren kann, während eine niedrige HRV oft auf Stress, Überlastung oder Krankheit hinweist.

Bei ME/CFS ist oft eine niedrige HRV auffällig. Diese kann durch Überlastung weiter absinken, sich umgekehrt durch gutes Pacing stabilisieren und verbessern. Die Orientierung an der morgendlichen HRV oder an Schwankungen der HRV im Tagesverlauf kann zur Planung des Pacing hilfreich sein.

Nicht alle Smartwatches geben einen HRV-Wert aus, manchmal ist dieser in anderen Werten wie Stress Index oder Body Battery verpackt.

Ergänzend dazu kann ein **Symptom-Tagebuch** helfen, Muster zu erkennen. Oft tritt die Quittung für eine Überanstrengung erst 24 bis 48 Stunden später ein, was es vielen Betroffenen schwer macht, die Verbindung herzustellen. Durch Aufzeichnung wird sichtbar, welche scheinbare Kleinigkeit, wie ein zu langes Telefonat oder helles Licht, den Crash ausgelöst hat. Darin können Sie Ihre Aktivitäten etwa wie folgt kategorisieren:

Eintrag im Symptom-Tagebuch

- Aktivität
- Uhrzeit
- Dauer
- Belastungsart: körperlich (Bewegung) / kognitiv (zum Beispiel lesen) / emotional (zum Beispiel Diskussion) / sensorisch (zum Beispiel Tageslicht oder Baustellenlärm)

- Auftretende Symptome mit Stärke von 0 bis 10
- Veränderung des Symptoms an folgenden Tagen

Im sozialen Kontext erfordert Pacing eine völlig neue Form der Kommunikation und Abgrenzung. Freunde und Familie müssen verstehen, dass die Energie der Betroffenen wie ein Prepaid-Konto funktioniert, das nicht überzogen werden kann. Das führt möglicherweise dazu, dass soziale Interaktionen radikal verkürzt oder auch abgesagt werden, wenn dies der Zustand notwendig macht. Es ist hilfreich, klare »Stopp-Signale« zu vereinbaren und Besuche zeitlich zu limitieren. Betroffene können sich Sätze bereitlegen wie: »Ich freue mich auf zwanzig Minuten Gespräch, danach brauche ich absolute Ruhe.« Diese soziale Disziplin ist schmerzhaft, aber sie ist oft der einzige Weg, um Teilhabe zu ermöglichen, ohne danach tagelang ans Bett gefesselt zu sein. Pacing im sozialen Raum heißt auch, energieintensive Reize wie Hintergrundmusik, laute Restaurants oder Gruppengespräche konsequent zu meiden.

Besonders schwer ist Pacing bei kognitiver Aktivität, da hier potenzielle Hilfsmittel wie die Messung der Herzfrequenz nur bedingt anschlagen. Umso wichtiger ist die Beobachtung, wie lange solche Aktivitäten im Normalfall möglich sind, ohne PEM auszulösen. Dies betrifft Dinge wie Gespräche, lesen oder Arbeit am PC.

Wird beispielsweise beobachtet, dass Tätigkeit am Bildschirm nach dreißig Minuten zu deutlicher Symptomverschlechterung führt, macht es Sinn, eine Beendigung der Aktivität nach zwanzig Minuten zu probieren. Wie sich das auf den Zustand auswirkt, muss natürlich beobachtet und beurteilt werden.

In diesem Prozess können Fachpersonen eine wertvolle Unterstützung bieten, sofern sie mit dem Krankheitsbild vertraut sind. Eine ärztliche Begleitung, wo regelmäßig der Zustand und Faktoren, die diesen beeinflussen, abgefragt werden und das Herangehen daran angepasst wird, wäre wünschenswert. Die aktuelle Mangelversorgung macht die Erfüllung dieses Wunsches in der Realität oft schwer.

Ergotherapeuten können helfen, den Wohnraum und die Abläufe so zu optimieren, dass jeder Handgriff Kraft spart. Sie unterstützen bei der Auswahl und Beantragung von Hilfsmitteln wie Duschstühlen oder elektrischen Rollstühlen. Auch spezialisierte Physiotherapeuten spielen eine Rolle, allerdings nicht, um Sport zu treiben, sondern um Atemtechniken zur Beruhigung des Nervensystems zu vermitteln oder vorsichtige Dehnübungen im Liegen anzuleiten. Auch eine an die Grenzen angepasste Kräftigung der Beinmuskulatur ist beim Vorliegen von Kreislaufproblemen oft hilfreich.

Nicht zu vergessen ist in diesem Kontext auch die psychologische Unterstützung. Auch wenn ME/CFS keine psychiatrische Erkrankung ist, dass eine so drastische Beeinträchtigung des Lebens zu einer psychischen Belastung führen kann, ist naheliegend. Zu beachten ist aber, dass die Zielsetzung angepasst werden muss. Psychologische Behandlung oder Psychotherapie lösen nicht irgendwelche falschen Krankheitsannahmen oder Verhaltensmuster, wie das früher geglaubt wurde. Sie können aber ein wichtiger Teil dabei sein, Akzeptanz für den Zustand zu erreichen, was ein Pacing erleichtert. Sie können auch dabei helfen, mit Existenzsorgen, durch die Erkrankung entstandenen Problemen im familiären Umfeld oder berechtigter Angst angesichts der Situation besser umzugehen. Aber: Nicht jeder Betroffene braucht Psychotherapie. Es ist oftmals eine bemerkenswerte Resilienz im Angesicht der Drastik der Erkrankung zu bemerken.

Wichtig ist: Jede Fachperson muss akzeptieren, dass Pacing die Basis ist. Es wird Situationen geben, in denen Sie – oder Angehörige für Sie – das einfordern müssen. Therapieziele, die auf eine »Leistungssteigerung durch Training« abzielen, sind bei ME/CFS kontraproduktiv und häufig schädlich. ME/CFS kann man schlicht nicht »wegtrainieren«. Meine langjährige Erfahrung sagt mir: Wäre das die Lösung, dann gäbe es nämlich das Problem ME/CFS nicht.

Pacing selbst ist keine Therapie, die einen defekten biologischen Mechanismus wie eine Autoimmunreaktion oder eine mitochondriale Störung repariert. Es ist vielmehr eine Managementstrategie. Es sorgt dafür, dass der Körper nicht durch ständige Überlastung (PEM) weiter geschädigt wird. Man kann es mit einem Gipsverband bei einem Knochenbruch vergleichen: Der Gips heilt den Knochen nicht aktiv, aber er hält ihn so ruhig, dass der Körper die Chance hat, sich selbst zu regenerieren. Ohne Pacing ist eine Besserung fast ausgeschlossen, da jeder Crash das System weiter destabilisiert.

Es gibt Fälle, in denen Betroffene, besonders in den ersten Jahren der Erkrankung, eine deutliche Besserung oder sogar eine weitgehende Symptomfreiheit erreichen. Umso wichtiger ist es, die Problematik möglichst früh zu erkennen. Gutes Pacing ist dafür in meiner Erfahrung die absolute Grundvoraussetzung. Wer seine Grenzen radikal einhält, gibt dem Immunsystem und dem Stoffwechsel die maximale Kapazität, um von selbst wieder ins Gleichgewicht zu finden. In diesen Fällen »heilt« das Pacing nicht, aber es ermöglicht dem Körper, den Teufelskreis zu durchbrechen.

Bei Betroffenen, die bereits viele Jahre erkrankt sind, führt Pacing allein leider selten zu einer zufriedenstellenden Besserung im Sinne einer Rückkehr zu alltagsrelevanter Belastbarkeit.

Hier führt konsequentes Pacing eher zu einer Stabilisierung auf höherem Niveau, wobei eine Besserung des Zustands definitiv möglich ist. Das bedeutet: Die Betroffenen können wieder am sozialen Leben teilnehmen oder in Teilzeit arbeiten, müssen aber weiterhin achtsam mit ihren Ressourcen umgehen. Das »System« bleibt empfindlich, aber der Alltag wird wieder lebenswerter.

Natürlich muss auch gesagt werden, dass der Schweregrad der Erkrankung die Prognose negativ beeinflusst.

Je enger der Rahmen bezüglich der Aktivität, desto schwerer wird naturgemäß das Pacing.

Und auch wenn es positive Verläufe gibt – wenn diese nicht eintreten, ist das nicht die Schuld der Betroffenen. Die Medizin hat hier noch viel aufzuholen.

Und nicht nur die Medizin. Pacing braucht Rahmenbedingungen. Das betrifft das direkte persönliche Umfeld, das Unterstützung, aber auch Hindernis sein kann, und auch den Sozialstaat. Ohne soziale Absicherung, die eine Rekonvaleszenz im eigenen Tempo ermöglicht, werden viele Betroffene durch Behördenwege oder Sorgen um das Auskommen daran gehindert, Pacing umzusetzen.

Wie Sie Ihr Pacing optimieren können

Folgende Fragen können Sie sich stellen, um das richtige Pacing zu etablieren:

- Welche Dinge kann ich später erledigen oder weglassen?
- Welche Tätigkeiten können andere für mich erledigen oder mir dabei helfen?
- Wie kann ich diese Aktivität effizienter erledigen, etwa im Sitzen oder Liegen statt im

Stehen oder mit einer Nachricht statt im persönlichen Gespräch.

- Gibt es Vorboten, die einen Crash ankündigen? Welche sind das?
- Wie fühle ich mich nach einer bestimmten Tätigkeit?

Folgende Tipps können dabei helfen, das richtige Pacing zu etablieren:

- Die Fünfzig-siebzig-Prozent-Regel: Wenn Sie glauben, Sie könnten eine Aktivität ungefähr zehn Minuten durchhalten, planen Sie maximal fünf bis sieben Minuten ein. Meist tendieren wir dazu, etwas zu überschätzen. Erfahrungen zeigen, dass Patienten sich am wohlsten fühlen, wenn sie Anstrengungen um fünfzig Prozent reduzieren können. Konkret bedeutet das: Werden Sie nach einer Stunde fernsehen erschöpft, schauen Sie eine halbe Stunde. Erschöpft Sie ein dreißigminütiges Gespräch, machen Sie nach fünfzehn Minuten Schluss.

- Es wird Tage geben, an denen Sie sich besser fühlen. Halten Sie aber an Ihrem Plan fest. Die PEM kann Tage später zuschlagen. Gleichmäßigkeit ist zentral für ein gutes Pacing. An schlechten Tagen ist Pacing »leicht« – man kann ohnehin nichts machen. An den guten Tagen wird bizarrerweise die Motivation zum Problem, die Aktivitätssteigerungen, die dann zu PEM führen, sind oft relativ banal.
- Wenn durch eine Maßnahme eine Besserung des Zustands eintritt, verändern Sie vorerst nichts. Wenn sich diese Besserung über einige Tage stabilisiert, können Sie sehr vorsichtig versuchen, die Aktivität auszubauen, aber unbedingt in sehr kleinen Schritten, in Ihrem eigenen Tempo und mit Blick darauf, ob es wieder zu Rückfällen kommt.
- Planen Sie Ruhepausen aktiv ein. Sie sind keine Hilfsmittel im Ernstfall, sondern dienen präventiv dazu, erst gar keinen Ernstfall zu erleben.
- Unterschätzen Sie kognitive Aktivität nicht. Lesen, sprechen oder das passive Aufnehmen verbrauchen ebenfalls Energie. Planen Sie auch hier Pausen ein.
- Denken Sie Ihren Alltag neu. Künstliche Intelligenz wie ChatGPT kann dabei helfen und individuelle Anpassungen vorschlagen.

Ein paar Beispiele für relativ simple Dinge, die für Betroffene hilfreich sein können:

- Wählen Sie zum Einkaufen ruhige Tageszeiten.
- Tragen Sie Antischall-Kopfhörer (Noise Cancelling) und Sonnenbrille.
- Vereinbaren Sie klare Abbruchsignale mit den Menschen in Ihrem Umfeld.
- Reduzieren Sie die Bildschirmhelligkeit.
- Versuchen Sie, bei Aktivitäten wie dem Duschen, Zähneputzen, Anziehen oder Kochen zu sitzen.
- Teilen Sie Aktivitäten in ein Ampelsystem ein:
  Grün: verträglich, keine Nachwirkungen
  Gelb: grenzwertig, nur kurz
  Rot: völlig weglassen
- Beachten Sie Vorboten, die eine Beendigung der Aktivität notwendig machen, zum Beispiel Schwindel, sinkende Konzentration, Krankheitsgefühl oder Schmerz.

Was außer Pacing noch hilft

Was können Betroffene sonst noch tun? Pacing ist weder Wirkstoff noch Medikament, das man täglich einnehmen könnte und das zu einer Heilung führt. Und auch wenn in der Forschung natürlich an Therapiemöglichkeiten gearbeitet wird – noch gibt es für ME/CFS leider keine grundlegend wirksame Therapie.

Umgekehrt gibt es aber schon jetzt Ansätze, die Betroffenen über das Pacing hinaus helfen können. Man braucht hier aber eine realistische Perspektive, was diese Behandlungsmethoden bewirken können.

Zunächst einmal ist das Ansprechen auf verschiedene Therapien sehr unterschiedlich. Das ist möglicherweise der Tatsache geschuldet, dass verschiedene Mechanismen dazu beitragen können, das klinische Bild ME/CFS zu erzeugen, diese Mechanismen aber nicht bei allen Betroffenen vorhanden sein müssen.

Und dann muss man sich bewusst sein, dass eine drastische Verbesserung durch ein bestimmtes Medikament zwar erhofft wird, aber nicht die Regel darstellt.

Vielmehr ist es oft so, dass manche Medikamente dabei helfen, den Zustand zu stabilisieren. Die Grenzen, an denen PEM ausgelöst wird, verschieben sich nach oben, das Bewältigen des Alltags wird leichter. Durch das bessere Vermeiden von PEM tritt dann mittelfristig eine merkliche Verbesserung ein. Diese Effekte sind aber manchmal erst im Verlauf von Wochen bis Monaten, nicht Tagen, zu sehen.

Die momentane Behandlung von ME/CFS richtet sich nach Symptomen und angenommenen Krankheitsmechanismen. Eine besondere Bedeutung hat beispielsweise die Therapie der oft vorhandenen Kreislaufstörungen. Bekommt man diese besser in den Griff, steigt die Leistungsgrenze, da Aktivitäten im aufrechten Zustand weniger Energiekosten.

Typische Zeichen von Kreislaufproblemen sind Benommenheit oder Schwindel im Sitzen und Stehen, was Aktivitäten wie duschen oder kochen erschwert. Es kommt auch oft zu einer Beeinträchtigung der Leistungsfähigkeit, die vor allem dann bemerkt wird, wenn die Aktivität anstrengender wird – und hier reden wir von Dingen wie Stiegensteigen oder Bergaufgehen. Betroffene bemerken Herzrasen oder Herzstolpern, wenn sie sich aufrichten. Immer wieder sieht man in diesen Situationen auch bläulich-rötliche Verfärbungen der Hände und Füße. Durst und Appetit auf Salz können gesteigert sein. Ebenfalls oft zu bemerken: geistige Aktivität funktioniert im Liegen besser als im Sitzen oder Stehen.

Eine Abklärung beim Herzspezialisten ist notwendig, bei isolierten Störungen der Kreislaufregulation aber oft unauffällig. Hier ist ein aktiver Stehtest sinnvoll, wo die Reaktion des Kreislaufs auf das Aufstehen geprüft wird.

Das Positive: Für Kreislaufprobleme gibt es hilfreiche Optionen. Naheliegend sind nicht-medikamentöse Ansätze wie eine vermehrte Zufuhr von Wasser und Salz, das Tragen von Kompressionswäsche oder Übungen zur Kräftigung der Beinmuskulatur, um den Rückfluss des Blutes aus den Beinen zum Herzen zu verbessern. Darüber hinaus sind zahlreiche medikamentöse Möglichkeiten vorhanden, von Medikamenten, die den Herzschlag regulieren, bis zu solchen, die die Funktion des autonomen Nervensystems verbessern können.

Diese Maßnahmen können bei **Kreislaufbeschwerden** helfen. Wichtig: Sie sollten nur unter ärztlicher Kontrolle umgesetzt werden. Unter anderem müssen eine gute Nierenfunktion sichergestellt sowie regelmäßige Blutdruckkontrollen durchgeführt werden, die Kontrolle des Effekts ist von Bedeutung.

- Trinkmenge von zwei bis vier Liter Wasser pro Tag. Kaltes Wasser kann manchmal besonders hilfreich sein.
- Vermehrte Salzzufuhr von insgesamt zehn bis zwölf Gramm am Tag. Dies kann über die Nahrung, aber auch über Elektrolytgetränke erfolgen.
- Tragen von Kompressionswäsche. Falls reguläre Kompressionsstrümpfe unangenehm sind, können auch eng geschnittene Laufsporthosen hilfreich sein.
- Langsames Aufstehen. Bewegung von Waden- und Gesäßmuskulatur vor dem Aufstehen.
- Stehen mit überkreuzten Beinen. Regelmäßiges Hochlagern der Beine.
- Kalte Fußbäder oder kaltes Abduschen der Beine.
- Verzicht auf Alkohol, da dieser einen Effekt auf die Blutgefäße hat und Kreislaufbeschwerden somit beeinflusst.

- Mehrere kleine, gut verdauliche Mahlzeiten pro Tag. Nach dem Essen kommt es zu einem vermehrten Fluss des Blutes in den Darm, was vor allem bei schwerer Kost den Zustand verschlechtern kann.
- Übungen zur Kräftigung der Bein- und Wadenmuskulatur. Dies muss aber auf jeden Fall unter Berücksichtigung von PEM erfolgen!

Ein weiterer relevanter Faktor ist ein möglichst **guter Schlaf**. Dafür gibt es viele Ansätze, wenn auch gesagt werden muss, dass diese zwar Ein- und Durchschlafstörungen, aber nicht zwingend die bei ME/CFS typische fehlende Erholsamkeit des Schlafes verbessern können. Trotzdem: Ist ein Durchschlafen möglich, bleibt am nächsten Tag mehr Energie übrig.

Neben medikamentösen Optionen gibt es auch viele Maßnahmen der sogenannten Schlafhygiene. Dazu gehören gut abgedunkelte Zimmer, Abschirmung von Geräuschen, der Verzicht auf Alkohol und auf Bildschirmzeit vor dem Schlafen. Atem- und Entspannungsübungen sind ebenfalls in vielen Fällen hilfreich.

Man kann bei ME/CFS beobachten, dass sich der Schlaf bei Überanstrengung verschlechtert. Trotz starker Müdigkeit besteht ein Gefühl der inneren Unruhe, das oft als »Tired but wired« bezeichnet wird. Mit einer

Verbesserung des allgemeinen Zustands verbessert sich normalerweise auch der Schlaf.

Ein oft zu beobachtendes Phänomen bei ME/CFS ist die sogenannte **Mastzellenaktivierung**. Mastzellen sind Immunzellen, die Histamin und andere Entzündungsbotenstoffe produzieren. Diese Zellen können bei ME/CFS überaktiv sein und ihre Botenstoffe auf typische Trigger wie Aktivität, Stress oder Temperaturwechsel abgeben. Zu beobachten ist oft auch eine Zunahme der Beschwerden gegen Ende des Monatszyklus. Nachdem Mastzellen im ganzen Körper verteilt sind, gibt es eine lange Liste möglicher Symptome. Relativ typisch sind Probleme der Verdauung wie gehäufter Durchfall oder neue bzw. verstärkte Unverträglichkeiten. Die Mastzellenaktivierung ist aber keine »klassische« Histaminintoleranz, es kann also manchmal schwer sein, hinter der schlechten Verträglichkeit von Nahrung ein Muster zu erkennen.

Ebenso kann es bei Mastzellaktivierung zu Beschwerden der Haut wie Juckreiz oder Flush kommen. Kreislauf- und Konzentrationsprobleme sind oft verstärkt. Auch Schmerzen, von Gelenks- bis Kopfschmerzen, sind regelmäßig vorhanden. Zu bemerken sind phasenhafte Schwankungen der Intensität der Beschwerden, oft eben im Zusammenhang mit bestimmten Auslösern.

Bei Verdacht auf Mastzellaktivierung kann ein Therapieversuch mit billigen, gut verträglichen Medikamenten gemacht werden: den Antihistaminika. Ihr Effekt sollte im Verlauf von einigen Wochen beurteilt werden.

Je nachdem, in welchem Ausmaß die Mastzellenaktivierung im Gesamtbild eine Rolle spielt, sind manchmal sehr deutliche Verbesserungen zu bemerken.

Neben Antihistaminika können auch Nahrungsergänzungsmittel wie Quercetin, Vitamin C oder Zink hilfreich sein. Deren Effekt ist genauso kritisch zu prüfen wie der von Medikamenten.

Schmerzen sind ein Kennmerkmal von ME/CFS. Es gibt aber nicht »den einen« Schmerz, sondern verschiedene mögliche Ursachen. Muskelschmerzen sind oft belastungsabhängig und werden vermutlich durch verminderte Durchblutung und Entzündung verursacht. Kopfschmerzen können durch Mastzellaktivierung, Kreislaufprobleme, aber auch muskuläre Verspannungen durch die erzwungen reduzierte Aktivität verstärkt werden. Gelenks- und Gliederschmerzen gehen in vielen Fällen mit einem Krankheitsgefühl einher, eine entzündliche Ursache ist somit naheliegend. Ein relevanter Anteil von Menschen mit ME/CFS weist Merkmale einer Gelenküberbeweglichkeit auf, die ebenso zur Schmerzentstehung beitragen kann. Und zuletzt gibt es in vielen Fällen auch Nervenschmerzen mit brennendem oder elektrisierendem Charakter sowie Missempfindungen wie »Ameisenlaufen« oder Berührungsempfindlichkeit.

Schmerzen im Kontext postinfektiöser Syndrome müssen zielgerichtet abgeklärt werden, da die gewählte Behandlung sich nach der Ursache richten sollte.

Generell ist eine möglichst zielgerichtete Therapie bei ME/CFS ein wesentliches Prinzip. Es gibt zwar keinen einzelnen Biomarker für die Erkrankung, aber doch bestimmte klinische Auffälligkeiten oder Untersuchungsergebnisse, die eine Behandlung leiten können. Es ist aber genauso wichtig, den Effekt einer Therapie laufend zu hinterfragen, um eine unnötige Einnahme von Medikamenten zu vermeiden.

Leider sind die meisten Ansätze einer Behandlung von ME/CFS off-label, also eben für ME/CFS an sich nicht zugelassen. Das führt klarerweise zu einer gewissen Hemmschwelle, diese Medikamente zu verschreiben.

Ich persönlich handle bei der Off-label-Therapie nach drei Grundsätzen: Es muss eine plausible Hypothese geben, warum ein Medikament wirken kann; das Medikament muss ein vertretbares Risikoprofil haben – und beim Auftreten von Nebenwirkungen wird die Einnahme beendet; und letztendlich besonders relevant: Die Therapie muss leistbar sein.

Auch wenn es nicht eine allgemeingültige **Ernährungsform** bei ME/CFS gibt, so spielt Ernährung im Gesamtbild doch eine große Rolle. Wichtig ist auch hier, dass gerade komplexere, strikte Diäten, auch wenn sie noch so sehr beworben werden, im Einzelfall nur Sinn machen, wenn es einen klinischen Benefit gibt, sich also dadurch der Zustand verbessert. In manchen Fällen kann auch eine Ernährungsberatung sinnvoll sein, um zu optimieren oder Mangelernährung zu vermeiden.

Oft bewährt hat sich eine pflanzenbasierte, entzündungshemmende Diät. Stark verarbeitete Lebensmittel, insbesondere solche mit raffiniertem Zucker, verschlechtern oft den Zustand – was aber meist erst klar bemerkt wird, wenn diese Nahrungsmittel weggelassen werden.

Rücksichtnahme auf Unverträglichkeiten, durchaus auch nicht formal diagnostizierte, kann hilfreich sein. Kurz gesagt: Wenn Sie bemerken, dass bestimmte Nahrungsbestandteile regelmäßig zu einer Zustandsverschlechterung führen, kann ein Versuch des Weglassens Sinn machen. Gerade Histamin kann aufgrund der Mastzellaktivierung relevant sein. Es ist aber zu beachten, dass Mastzellaktivierung nicht automatisch mit Histaminintoleranz, also einer Abbaustörung von Histamin, gleichzusetzen ist. Die Symptome können schwanken, was manchmal das Erkennen von Mustern erschwert. Auch bei Gluten wird manchmal ein negativer Effekt berichtet.

Gerade bei Unverträglichkeiten oder Problemen der Verdauung ist auf jeden Fall eine fachärztliche Abklärung wichtig.

Viele Betroffene greifen auf Nahrungsergänzungsmittel zurück, in der Hoffnung, dass diese zum Beispiel die Funktion der Mitochondrien verbessern oder Entzündungen reduzieren können. Oft versuchte Präparate sind CoQ10, NADH, Glutathion oder B-Vitamine.

Prinzipiell spricht nichts gegen eine Anwendung, wenn auf die Empfehlungen zur Dosierung geachtet wird. Wie für jeden Therapieversuch gilt aber auch hier: Der Effekt muss sehr kritisch hinterfragt werden. Ich habe nicht selten Betroffene gesehen, die signifikante Beträge für ihre monatlichen komplexen Protokolle an Nahrungsergänzungsmitteln ausgegeben haben, ohne dass ein erkennbarer positiver Effekt eingetreten wäre.

Es ist in der Behandlung wichtig, nicht nach dem Gießkannenprinzip vorzugehen. Therapieversuche sollten möglichst zielgerichtet – anhand von bestimmten Symptomen oder auf Basis von Untersuchungsergebnissen – und unbedingt unter ärztlicher Kontrolle erfolgen.

Keines der verfügbaren Medikamente oder Nahrungsergänzungsmittel ist eine Wunderheilung. Sie können aber dabei helfen, die Symptomlast so weit zu senken, dass Pacing überhaupt erst effektiv möglich wird. ME/CFS ist eine Erkrankung mit limitierter Energie. Schafft man es durch eine Behandlung, bestimmte Teilaspekte zu verbessern, vergrößert sich der Spielraum, in dem man sich im Alltag bewegen kann, ohne sofort einen Crash zu riskieren. Und das macht auch die Einordnung des potenziellen Effekts jeglicher Therapie so wichtig. Natürlich besteht der große Wunsch, dass es zu einer plötzlichen, signifikanten Besserung kommt, wenn eine Behandlung begonnen wird. Dies kann zwar durchaus passieren, in der Realität ist das wichtigste Ziel aber eine Stabilisierung – also das Verbessern der Alltagsfunktion, ohne dass es zu PEM kommt.

Wenn dies gelingt, ist eine mittelfristige Besserung möglich. Und eine Besserung, bis hin zur völligen

Rückbildung der Symptome, ist auch bei ME/CFS möglich – aber leider nicht garantiert. Oft braucht es viele Therapieversuche, manchmal gelingt gar nichts. Man muss hier nochmals klar betonen: Das ist nicht die Schuld der Betroffenen, sondern der Medizin, die ME/CFS zu lange vernachlässigt hat.

Falsche Versprechen

Dieses Brachland der Behandlung öffnet leider die Tür für fragwürdige Therapieangebote. Die Betroffenen sind verzweifelt auf der Suche nach Hilfe. Wir dürfen nie vergessen: Solange wir die Krankheit nicht wirklich verstehen, wird es kein Heilmittel geben, das in jedem Fall hilft.

Einer der derzeit am intensivsten beworbenen Ansätze ist beispielsweise die **Immunadsorption**, eine spezielle Form der Blutwäsche. Dabei wird das Blut des Patienten in einem Kreislauf von verschiedenen Bestandteilen gereinigt, die im Verdacht stehen, schädlich zu sein und das Nervensystem und die Blutgefäße zu beeinflussen.

> Bei der **Immunadsorption** wird Blut aus dem Körper geleitet und außerhalb des Körpers gereinigt.
>
> Dabei werden vor allem bestimmte Antikörper aus dem Blutplasma herausgefiltert, bevor das

Blut wieder zurück in den Körper fließt. Das Verfahren wird vor allem bei einigen Autoimmunerkrankungen eingesetzt, bei denen schädliche Antikörper eine wichtige Rolle spielen.

Erste Pilotstudien, unter anderem an der Charité Berlin, zeigen bei einem Teil der Betroffenen Verbesserungen der Symptome. Doch die Forschungslage ist noch dünn: Es fehlen große, placebokontrollierte Studien, um sicher zu sagen, ob, bei wem und warum diese Therapie wirkt. Die Behandlung ist zudem teuer und muss meist privat bezahlt werden. Dazu sind Immunadsorption und andere Verfahren der Blutwäsche durchaus mit einem Risiko der Zustandsverschlechterung verbunden.

Meine Meinung dazu ist klar: Solange uns kein wissenschaftlicher Leitfaden vorliegt, wem diese Ansätze helfen könnten, sollte eine Behandlung aufgrund von Kosten und Risiken nur im Rahmen von klinischen Studien erfolgen.

Ein weiterer Weg führt über **antivirale Therapien** und Medikamente gegen Entzündungen. Dies basiert auf der Annahme, dass bei Patienten entweder Virusreste im Körper verblieben sind oder das Immunsystem in einer Art »Dauerschleife« feststeckt. Forscher untersuchen beispielsweise aktuell den Einsatz von Medikamenten, die eigentlich für andere

Autoimmunerkrankungen entwickelt wurden, zum Beispiel solche, die die antikörperproduzierenden Zellen unseres Immunsystems beeinflussen oder die Immunreaktion dämpfen.

Auch Ansätze zur Verbesserung der **Mikrozirkulation**, etwa durch Medikamente, die die Verformbarkeit der roten Blutkörperchen fördern oder kleinste Blutgerinnsel auflösen, werden diskutiert. Die Hoffnung ist, dass man den »Stau« in den kleinsten Gefäßen auflösen kann, damit Sauerstoff wieder ungehindert ins Gewebe gelangt.

Bei der Bewertung dieser Ansätze ist jedoch Vorsicht geboten: Nicht alles, was »experimentell« klingt, ist auch empfehlenswert. Während Behandlungen in spezialisierten universitären Zentren auf wissenschaftlichen Hypothesen basieren, gibt es auf dem freien Markt leider auch viele kostspielige Angebote ohne seriöse Grundlage. Vorsicht ist vor allem bei Therapien geboten, die eine »schnelle Heilung« versprechen – je mehr Ihnen das versprochen wird, desto mehr sollten Sie die Finger davon lassen. Empfehlenswert sind Ansätze dann, wenn sie von Ärzten begleitet werden, die das Phänomen der PEM verstehen und sicherstellen, dass die Behandlung den Patienten nicht durch die pure Anstrengung der Durchführung, beispielsweise lange Fahrwege oder invasive Eingriffe, in einen schweren Crash stürzt.

Die Forschungslage ist so dynamisch wie nie zuvor. Wir wissen heute viel besser, an welchen biologischen Hebeln wir ansetzen müssen, auch wenn die finale Bestätigung durch große Studien oft noch aussteht. Für Sie als

Betroffene bedeutet das: Experimentelle Therapien können eine Chance sein, wenn das Pacing stimmt und die Behandlung individuell auf Ihre Symptome zugeschnitten ist. Der Austausch in seriösen Patientenorganisationen und die Beratung in spezialisierten Ambulanzen sind die besten Wegweiser, um zwischen echter medizinischer Innovation und teuren Sackgassen zu unterscheiden.

Gerade diese Sackgassen bergen nämlich zusätzlich noch eine ganz eigene Gefahr.

Nehmen Sie die mentalen Auswirkungen ernst

Es ist vollkommen normal und sogar eine logische Reaktion der Psyche, wenn angesichts einer schweren körperlichen Einschränkung mentale Belastungen auftreten.

Viele Betroffene erleben eine Form von Trauerarbeit: Man verliert sein altes Leben, seinen Beruf, Hobbys und oft auch soziale Kontakte. Gefühle von Hilflosigkeit, Angst vor der Zukunft und eine tiefe Verzweiflung sind keine Anzeichen einer psychischen Schwäche, sondern eine normale Reaktion auf eine belastende Situation. Zusätzlich können die meist vorhandenen Entzündungsvorgänge zu einer depressiven Stimmung beitragen.

Umgekehrt können natürlich psychische Belastungen das Gesamtbild negativ beeinflussen. So weit ist das ebenso wenig überraschend wie eben eine psychische Belastung durch die Umstände der Erkrankung. Das ist letztendlich bei vielen chronischen Erkrankungen der Fall. Spannend ist jedenfalls, dass von mancher Seite gerade bei postinfektiösen Zuständen und ME/CFS versucht wird, daraus eine Ursächlichkeit zu basteln, also abzuleiten, dass psychische Faktoren in der Entstehung der Erkrankung irgendwie vordergründig wären. Das ist problematisch, weil es einerseits durch falschen psychosomatischen Fokus Behandlungen verhindern kann, die auf die wirklichen Ursachen abzielen, andererseits gerade psychosomatische Ansätze durch übermäßige Aktivierung den Zustand verschlechtern können.

Und der Elefant im Raum: Bei weitem nicht alle Betroffenen haben psychische Probleme. Die zahllosen psychiatrischen Befunde meiner Patientinnen, wo ein vollkommen unauffälliger psychischer Zustand attestiert wurde, sprechen Bände.

Trotzdem ist es wichtig, psychische Aspekte zu benennen und zu erkennen. Was kann man in dieser Lage tun? Der wichtigste Schritt ist die Validierung: sich selbst die Erlaubnis zu geben, wütend und traurig zu sein, ohne sich dafür zu verurteilen. Es hilft enorm, den Fokus von der »Heilung«, die man nicht erzwingen kann, auf die »Bewältigung« zu verschieben. Strategien zur mentalen Stabilisierung sollten jedoch immer »Pacing-freundlich« sein. Das bedeutet, Techniken zu wählen, die keine zusätzliche Energie rauben. Sanfte

Meditationen, das bewusste Setzen von winzigen, erreichbaren Tageszielen oder Atemübungen im Liegen können helfen, das Gefühl von Selbstwirksamkeit zurückzugewinnen, ohne den Körper zu überfordern.

Ein entscheidender Faktor für die psychische Stabilität ist der Umgang mit dem sozialen Unverständnis. Nichts ist psychisch belastender als das Gefühl, von Ärzten, Freunden oder der Familie nicht ernst genommen zu werden. Hier kann es helfen, sich mit anderen Betroffenen zu vernetzen – sei es in Online-Foren oder Selbsthilfegruppen. Zu wissen, dass man mit diesen seltenen Symptomen nicht allein ist, nimmt vielen Betroffenen den enormen Druck der Rechtfertigung.

Ebenso ist die klare Kommunikation mit dem Umfeld wichtig. Benennen Sie Ihre Grenzen und fordern Sie Unterstützung ein. Die Erkrankung eines Familienmitglieds führt natürlich zu einer Herausforderung für das ganze familiäre Netzwerk.

Psychologische Begleitung kann Gold wert sein, sofern der Therapeut versteht, dass ME/CFS eine körperliche Erkrankung ist. Das ist für den Fokus der Behandlung wichtig. Es geht nicht darum, mit psychologischen Methoden die Ursachen zu beheben, sondern Strategien zu entwickeln, wie man mit den massiven Verlusten und der Ungewissheit umgeht.

Zusammenfassend lässt sich sagen: Ja, psychische Faktoren können auch bei postinfektiösen Syndromen und ME/CFS eine Rolle spielen. Ihre Behandlung ist aber in diesem Fall kein Werkzeug zur Heilung, sondern eine Verbesserung des Schutzschildes, der Betroffene vor dem Zerbrechen bewahrt.

Wenn es gelingt, die Krankheit als einen äußeren Umstand zu akzeptieren, gegen den man nicht ständig ankämpfen muss, sondern in dem man (so schwer es fällt) navigiert, spart das wertvolle Energie.

Psychische Stabilität hilft dabei, die Belastungen des Pacing durchzustehen und die Hoffnung nicht zu verlieren, während in der Forschung nach grundlegenden Lösungen gesucht wird.

Psychische Hilfe zu suchen, wenn sie notwendig ist, ist kein Eingeständnis, dass die Krankheit »im Kopf« ist, sondern ein Zeichen von Klugheit, um die schwerste Krise des Lebens durchzustehen.

Kapitel neun

DAS GESETZ DES FORTSCHRITTS

Tragische Fallgeschichten zeigen nicht nur, welche drastischen Auswirkungen ME/CFS haben kann, sondern auch, dass es in der Mitte unserer Gesellschaft angekommen ist. Es ist höchste Zeit, dass sich sowohl die Gesundheitspolitik als auch die ärztliche Ausbildung darauf einstellt. Dabei sehen Experten den Handlungsbedarf und die Lösungsansätze. Man muss bei ME/CFS weg von einem Hilflosigkeitsnarrativ. Wir müssen Rahmenbedingungen schaffen, in denen das schon jetzt vorhandene Wissen im Sinne der Betroffenen umgesetzt werden kann. Und Rahmenbedingungen, wo neues Wissen zu Ursachen und damit zu besseren Therapien geschaffen werden kann. Es ist möglich, auch aus ME/CFS eine medizinische Erfolgsgeschichte zu machen – wenn auch mit einer nicht zu entschuldigenden Verspätung.

Es war lange Zeit nicht leicht, Betroffene wie Jennifer Brea zu hören, wie sie über ihre Krankheit sprechen. Denn viele haben schlicht nicht die Kraft dazu – und es war auch kein Thema, das interessierte.

Die Corona-Pandemie hat auch hier viel verändert. Postinfektiöse Syndrome und ME/CFS sind in den medialen Fokus gerückt. Dabei kommen tragische Schicksale ans Licht, wie jenes des 21-jährigen Samuel.

Auf der Online-Plattform Reddit berichtete er über einen schwerstmöglichen Verlauf. Darüber, wie ein sportlicher junger Mann nach einer Infektion, in dem Fall SARS-CoV-2, zunehmend einschränkende Symptome der Erkrankung ME/CFS entwickelt.

Darüber, wie die Grenzen immer enger werden. Darüber, wie der Versuch, gegen diese Grenzen anzukämpfen, den Zustand immer weiter verschlechtert. Und wie dann am Ende die Maximalform von ME/CFS – Severe ME – das Leben zu einer nicht mehr erträglichen Qual macht.

Reizempfindlichkeit, die für uns selbstverständliche Dinge wie Gespräche oder Fernsehen unmöglich macht. PEM, die jedes Überschreiten der Energiegrenzen sofort bestraft. Schmerzen, die jede Sekunde des Tages begleiten.

Was ein Mensch mit schwerem Verlauf von ME/CFS durchmachen muss, können sich Nicht-Betroffene kaum vorstellen.

Sogar ich, der täglich mit diesen Beschreibungen konfrontiert wird, habe nur einen kleinen Einblick von außen. Gerne wird weggeschaut, wenn etwas zu schwer und zu unverständlich scheint.

Die Lebensqualität von Menschen mit ME/CFS ist schlechter als jene bei anderen chronischen Erkrankungen. Und sie wird nicht nur durch die Krankheit selbst zerstört, sondern auch durch den gesellschaftlichen Blick auf sie.

Zu Schmerzen, Schlafstörungen, Reizüberflutung und der brutalen Erschöpfung kommt die permanente Infragestellung hinzu. Betroffene müssen ihre Krankheit immer wieder neu beweisen – vor Ärzten, Behörden, Arbeitgebern, manchmal sogar vor den eigenen Angehörigen.

Medizinische Versorgung gleicht deshalb oft einem Glücksspiel: Es kommt nicht nur auf die vorhandene fachliche Kompetenz zu ME/CFS an, sondern einfach auf die Bereitschaft, die Erkrankung überhaupt als real anzuerkennen.

Auch im Privaten verschiebt die Krankheit alles. Wer zuvor getragen, organisiert, gearbeitet, zugehört und sich gekümmert hat, fällt plötzlich aus den vertrauten Rollen heraus. Nicht weil der Wille fehlt, sondern weil selbst kleine Anforderungen zu groß geworden sind.

Genau diese Unsichtbarkeit der Krankheit macht sie so anfällig für moralische Urteile. Erschöpfung wird mit Schwäche verwechselt, Rückzug mit Bequemlichkeit, Überforderung mit fehlender Disziplin. Aus Mitgefühl wird Ungeduld, aus Nähe wird Distanz. Und so erfahren viele Betroffene neben dem körperlichen

Zusammenbruch noch einen zweiten Verlust: den an sozialer Zugehörigkeit.

Diese Drastik hat zur Folge, dass assistierter Suizid bei ME/CFS zu einem relevanten Thema wurde – wie auch im Fall von Samuel.

Hilfe in Krisen – Sie sind nicht allein

Telefonseelsorge: 142, telefonseelsorge.at, Beratung per Telefon (0–24 Uhr), E-Mail oder Chat (16–23 Uhr)

Kriseninterventionszentrum: 01/406 95 95, kriseninterventionszentrum.at,

Sozialpsychiatrischer Notdienst Wien: 01/313 30, psd-wien.at, Soforthilfe für Menschen in Krisen in Wien

Helpline des Berufsverbands österreichischer Psychologen: 01/504 80 00, boep.or.at,

Rat auf Draht: 147, rataufdraht.at, Beratung für Kinder und Jugendliche am Telefon (0–24 Uhr), per E-Mail und Chat

Servicetelefon der Wiener Kinder- und Jugendhilfe: 01/4000 80 11, Beratung bei Fragen, Sorgen, Konflikten und Krisen in Familien, Vermittlung zu den Angeboten der Kinder- und Jugendhilfe in Wien (Montag bis Freitag 8–18 Uhr)

Unter suizid-praevention.gv.at finden sich Notrufnummern und Erste Hilfe bei Suizidgedanken. Gesprächs- und Verhaltenstipps insbesondere für Kinder und Jugendliche bietet bittelebe.at.

Telefonische Hilfe gibt es auch österreichweit bei:

Telefonseelsorge (0–24 Uhr, kostenlos): 142

Männernotruf (0–24 Uhr, kostenlos): *0800 246 247*

Frauenhelpline (0–24 Uhr, kostenlos): *0800 222 555*

Rat auf Draht (0–24 Uhr, für Kinder und Jugendliche, kostenlos): 147

Kindernotruf (0–24 Uhr, kostenlos): *0800 567 567*

Kriseninterventionszentrum (Montag bis Freitag 10–17 Uhr): *01 / 406 95 95*

Sein Mut, damit an die Öffentlichkeit zu gehen, zeigt sich auch in den letzten Worten seines Postings, das ein breites mediales Echo fand:

> *»Aber mein Tod soll nicht umsonst sein. Diese Krankheit betrifft in Österreich mittlerweile rund 1 % der Bevölkerung, fast 8 Mal so viele wie MS. Jedoch verschwinden die Betroffenen aufgrund der Einschränkungen völlig von der Bildfläche und können nicht auf sich aufmerksam machen.*
>
> *ES GIBT FÜR DIESE KRANKHEIT KEIN EINZIGES MEDIKAMENT. Und in Österreich keine einzige Anlaufstelle, obwohl jeder 100ste betroffen ist. Die meisten Ärzte kennen diese Krankheit nicht einmal?! Die PVA selbst nennt uns Scharlatane und Trittbrettfahrer. Viele Betroffene bekommen genau 0 € im Monat. Keinen Cent von der PVA, keinen Cent vom AMS.*
>
> *Deswegen bitte ich euch darum, verbreitet meine Geschichte, bringt sie in die Medien. Teilt sie auf Social Media. Helft mir, mit meinem Tod auf diese schreckliche Krankheit aufmerksam zu machen!«*

Es bleibt zu hoffen, dass Fälle wie jener von Samuel die Politik aufrütteln, sowohl im Gesundheits-, als auch im Sozialbereich. Statt Ablehnung und Zweifeln brauchen Menschen mit postinfektiösen Syndromen und ME/CFS Unterstützung, die bei einer Genesung helfen kann.

Der Fall von Samuel zeigt den schlimmstmöglichen Verlauf dieser komplexen Erkrankungen. Es gibt zum

Glück auch andere Fälle, Fälle, die Hoffnung geben. Einen solchen Fall habe ich selbst betreuen können.

Sandra war 29 Jahre alt, als sie in der ersten Welle der Covid19-Pandemie Symptome entwickelte. Zuerst eine milde Infektion, danach einen bemerkbaren Leistungsknick. Von Post Covid oder ME/CFS redete damals noch niemand.

Sie versuchte, sich durchzuzwingen, sich trotz bleierner Erschöpfung in die Arbeit zu schleppen. Immer öfter endete das mit Tagen, die sich wie eine Mischung aus Infekt und Kater anfühlten, die weitgehend im abgedunkelten Zimmer verbracht werden mussten, wo kleinste Erledigungen im Haushalt zur Qual wurden.

Sie erhielt den Vorschlag, eine Rehabilitation zu machen. Diese erfolgte, es war Herbst 2020, noch ohne jegliche Rücksichtnahme auf PEM. Als ich Sandra ein paar Monate später kennenlernte, war sie ein Schatten ihrer selbst. Sie verbrachte zwanzig Stunden am Tag im Bett, unfähig, ein längeres Gespräch zu führen oder gar einen ganzen Film auf einmal zu schauen. Und trotz allem voll des Wunsches, diesen Zustand durch bloße Willenskraft zu überwinden – leider regelmäßig gefolgt von PEM.

Auf rationaler Ebene ging es Sandra so wie den meisten Betroffenen, wenn ich Pacing erkläre. Es klingt einleuchtend. Aber natürlich sagt es sich leicht: »Sie müssen Ihre Aktivität an Ihre Grenzen anpassen.« Die emotionale Realität ist viel schwerer.

Es bedurfte mehrerer Gespräche, letztendlich auch eines augenöffnenden Erlebnisses, bis aus theoretischem

Verstehen ein tägliches Umsetzen wurde. Sandra begann, ihre Energie wie ein kostbares Bankkonto zu verwalten.

Sie nutzte eine Pulsuhr, um sicherzustellen, dass ihr Herzschlag nie in den anaeroben Bereich rutschte. Sie lernte, die Aktivität rechtzeitig abzubrechen, bevor sie die Grenze zur PEM überschritt.

Sandra hatte ein unterstützendes familiäres Umfeld. Ein Verzicht auf viele ansonsten essenzielle Aktivitäten des Haushalts war damit möglich. Rehabilitationsgeld wurde überraschend problemlos bewilligt, was Existenzsorgen reduzierte.

Therapeutische Ansätze halfen, die Grenzen des Pacings zu verbessern, den Alltag damit besser lebbar zu machen. PEM wurde seltener, die damit verbundenen Symptome milder. Der Schlaf wurde zunehmend erholsam. Krankheitsgefühl und Kreislaufprobleme verschwanden.

Heute ist Sandra wieder arbeitsfähig, Alltag und Freizeit können nahezu ohne Einschränkung bewältigt werden – bis hin zu leichtem Sport. Die meisten Medikamente, die geholfen haben, konnten wieder abgesetzt werden. Sie muss immer noch auf ihre Grenzen achten, aber das »Dunkelzimmer« gehört der Vergangenheit an. »Ich habe nicht wirklich gegen die Krankheit gewonnen«, sagt sie. »Ich habe gelernt, so gut auf meinen Körper zu hören, dass er keinen Grund mehr hatte, den Notaus-Schalter zu drücken.«

Was im Einzelnen genau diese Verbesserung bewirkt hat, ist schwer zu sagen. Vermutlich alles zusammen –

und vor allem viel Zeit und Geduld. Was Sandra half, würde wahrscheinlich bei einem anderen Patienten nicht dieselben Veränderungen auslösen. Es gehört eben leider auch Glück dazu, das ist die aktuelle Frustration der Ärzte und Patienten. Doch Sandras Fall gibt Hoffnung.

Wenn wir über die Zukunft von ME/CFS sprechen, geht es nicht nur um neue Medikamente. Es geht um einen fundamentalen Paradigmenwechsel in unserer Medizin. Über Jahrzehnte ist diese Erkrankung durch das Raster eines Gesundheitssystems gefallen, das alles, was nicht im Labor sichtbar wurde, reflexhaft in der Psychosomatik verortete.

Wir stehen heute an der Schwelle zu einer Ära, in der ME/CFS durch die globale Aufmerksamkeit für Long Covid aus dem toten Winkel der Medizin geholt wird. Mein Ausblick auf die kommenden Jahre ist daher geprägt von vorsichtigem, aber wohl berechtigtem Optimismus: Die Betroffenen existieren nicht mehr im Verborgenen, sondern auch im Blick der Öffentlichkeit. Geschichten wie jene von Samuel haben dazu beigetragen. Das erhöht für Politik und Medizin den Druck, endlich etwas zu verändern.

Dieser Wandel steht jedoch noch am Anfang. Er muss zwingend in unseren Praxen und Behörden ankommen. Noch warten Betroffene weiterhin Jahre auf eine Diagnose oder erleiden durch falsche Behandlungsmethoden dauerhafte Schäden. Wir brauchen interdisziplinäre Zentren, in denen die verschiedenen Fachrichtungen, von Neurologie bis Immunologie, von Pflege bis Psychologie, Hand in Hand arbeiten.

Wir brauchen eine Medizin, in der Menschen mit ME/CFS nicht ständig aufs Neue beweisen müssen, dass sie krank sind, sondern die sie beim Management ihrer begrenzten Ressourcen unterstützt. Wenn die ärztliche Fortbildung die alten Mythen durch aktuelle Evidenz ersetzt, wird die sinnlose Odyssee der Betroffenen ein Ende haben.

Schließlich ist ME/CFS auch eine politische Prüffrage für unsere Gesellschaft. Wie gehen wir mit Menschen um, die durch Krankheit aus dem Leben gerissen werden und deren Beitrag zur Gesellschaft plötzlich unsichtbar wird? Die Forderung nach einer fairen Forschungsfinanzierung und einer unbürokratischen sozialen Absicherung ist kein Akt der Wohltätigkeit, sondern eine Frage der Gerechtigkeit, das gilt es anzuerkennen. Es geht darum, ein Sicherheitsnetz zu knüpfen, das hält. Wenn wir als Gesellschaft lernen, die unsichtbare Not dieser Menschen ernst zu nehmen, dann wird ME/CFS am Ende nicht nur eine Geschichte von Verlust und Krankheit sein, sondern eine Geschichte von wissenschaftlichem Fortschritt und neu gewonnener Menschlichkeit.

Was getan werden muss

Was bei Sandra funktioniert hat, muss für alle Menschen mit ME/CFS möglich sein. Es braucht die Rahmenbedingungen, die eine Rekonvaleszenz überhaupt möglich machen. Lässt man Betroffene medizinisch unversorgt, verwehrt man ihnen die Anerkennung, macht man Sozialleistungen zum Glücksspiel, dann erreicht man genau das Gegenteil von dem, was alle Beteiligten eigentlich wollen.

An erster Stelle steht die Etablierung eines flächendeckenden Netzes von spezialisierten Kompetenzzentren. Derzeit ist es der Normalfall, dass Patienten jahrelang von Facharzt zu Facharzt irren, nur um immer wieder bei null anzufangen. Diese Ambulanzen müssen interdisziplinär sein, um der Komplexität von ME/CFS zu genügen. Auch wenn klar ist, dass ein Netzwerk an Ambulanzen, das der Zahl der Betroffenen gerecht wird, nicht über Nacht aus dem Boden gestampft werden kann – es braucht die ersten Schritte.

Denn der Gewinn, den wir alle durch die Schaffung solcher Anlaufstellen ziehen, geht über die individuelle Versorgung hinaus. Spezialambulanzen sind, wie bei allen anderen Erkrankungen auch, ein Ort der Lehre. Die nächste Generation an Ärzten kann hier den richtigen Umgang mit ME/CFS lernen, um es dann besser zu machen als wir jetzt.

Und zuletzt wird in Spezialambulanzen aus dem aktuellen therapeutischen Einzelkämpfertum ein systematischer Ansatz, der Forschung ermöglicht und Daten generiert – genau das, was wir brauchen, um die Therapiemöglichkeiten laufend zu verbessern.

Ein zweiter Punkt ist die Reform der medizinischen Aus- und Weiterbildung. Ich bin kein brillanter Kopf, aber faul war ich in meiner neurologischen Ausbildung nie. Und trotz all der gelesenen Fachbücher, all der besuchten Fortbildungen, all der Stunden im Krankenhaus – als ich 2018 zum ersten Mal wissentlich mit ME/CFS konfrontiert wurde, war ich völlig blank.

ME/CFS darf im Medizinstudium kein Randthema oder gar Beispiel für psychosomatische Erschöpfung mehr sein. Es ist notwendig, dass angehende Ärzte die Grundlagen der Erkrankung, allen voran die PEM, verstehen lernen. ME/CFS ist zu häufig, zu relevant für alle medizinischen Fachbereiche, als dass man sich diesen blinden Fleck leisten kann. Genauso wie jeder Arzt die Symptome eines Herzinfarkts oder einer Blinddarmentzündung deuten können sollte, muss es selbstverständlich sein, bei Hinweisen auf PEM hellhörig zu werden.

Und auch außerhalb der direkten ME/CFS-Behandlung sind Kenntnisse darüber wichtig. PEM ändert das Herangehen grundsätzlich. Prinzipiell sinnvolle Therapien, wie beispielsweise Aktivierung bei Depression, sind kontraproduktiv, wenn gleichzeitig auch PEM besteht.

Ein weiterer Aspekt: Auch Menschen mit ME/CFS brauchen immer wieder Operationen oder zahnärztliche Eingriffe. Bei diesen muss es selbstverständlich werden, dass auf die Besonderheiten der Erkrankung Rücksicht genommen wird. Und das wird nur dann funktionieren, wenn es durch fundierte Ausbildung nicht mehr optional ist, an ME/CFS zu glauben.

Hinderlich ist momentan auch eine unglückliche Diskussion über den Namen. Die Bezeichnung der »Myalgischen Enzephalitis« wird, durchaus zu Recht, abgelehnt, da sich keine Grundlage einer Hirnentzündung im eigentlichen Sinn des Wortes gezeigt hat. Ebenso falsch, aber interessanterweise innerhalb der Medizin weit weniger kritisiert, ist der Name »Chronic Fatigue Syndrome«. Dieser legt einen Fokus auf ein sehr unspezifisches Symptom, die Fatigue, also Erschöpfung, die zwar so wie bei anderen Erkrankungen auch bei ME/CFS vorhanden ist, aber nicht den Kern des Problems ausmacht.

Die Bezeichnung ME/CFS macht aktuell niemanden glücklich. Die Erkrankung, die dieser Abfolge an Buchstaben zugeordnet ist, kann aber zu schwerwiegenden Beeinträchtigungen führen. Eine Namensdiskussion ist auf einer Formalebene sinnvoll und wichtig, darf aber nicht dazu führen, den Beschwerden der Erkrankten die Legitimation zu nehmen. Auch die Malaria wird ernst genommen, obwohl mittlerweile klar ist, dass sie nicht durch »schlechte Lüfte« verursacht wird, wie das italienische »mal'aria« (schlechte Luft) suggeriert.

Drittens muss anerkannt werden, dass PEM klinisches Ausschlusskriterium für Standard-Rehas ist. Das aktuelle System ist auf »Aktivierung« programmiert, ein Ansatz, der für die meisten Erkrankungen absolut sinnvoll ist, der bei ME/CFS aber nachweislich zu dauerhaften Verschlechterungen führen kann. Als ich mit ME/CFS erstmalig in Berührung kam, war ich in einer Rehaklinik tätig. Die 180-Grad-Wendung, die ich im Herangehen an ME/CFS vollführen musste, schien mir zu Beginn bizarr.

Die Basis von ME/CFS liegt in Pacing und Stabilisierung, nicht in der Steigerung der Belastung. Das ist auch relevant im Kontext der Pensionsversicherungen und Krankenkassen. Natürlich erschwert das Fehlen des einen die Erkrankung beweisenden Biomarkers die exakte Diagnose. Aber ME/CFS steht als klinische Diagnose nicht allein da, man denke nur an Kopfschmerzen oder psychiatrische Erkrankungen.

ME/CFS kann anhand der Diagnosekriterien, Auffälligkeiten in der Abklärung und vor allem auch der Beobachtung des Verlaufs klar diagnostiziert werden. Und gerade diese Beobachtung des Verlaufs ist in punktuellen Gutachten nicht möglich. Die einmalige Untersuchung erzählt bei ME/CFS nur einen Teil der Geschichte. Der dramatischere Part, nämlich die PEM nach der Untersuchung, wird meist weder gesehen noch dokumentiert.

Dass es in der Begutachtung von ME/CFS große Spannungsfelder gibt, haben in Österreich zuletzt journalistische Recherchen gezeigt. Berichtet wurde unter anderem davon, dass ME/CFS bestätigende Vorbefunde ignoriert, dafür aber psychiatrische Diagnosen wie die eigentlich obsolete Neurasthenie gestellt wurden. Auch von Schulungsunterlagen, die ME/CFS in psychosomatischem Licht darstellten, war zu hören.

Die politische Seite von ME/CFS

Die mediale Berichterstattung zeigt, dass es auf dem Weg zu einer normalen Versorgung von ME/CFS weiterhin Spannungsfelder gibt. Manche von diesen könnten durch politischen Willen beseitigt werden.

Auch wenn Österreich und Deutschland das Problem nicht allein lösen können – es gibt einen immensen Forschungsrückstand, bedingt durch die falsche psychiatrische Sicht auf ME/CFS in den letzten Jahrzehnten. Diesen gilt es aufzuholen, und an erster Stelle steht hier die deutliche und dauerhafte Aufstockung der Forschungsbudgets.

Private Initiativen wie die *WE&ME Foundation* in Österreich oder die *ME/CFS Research Foundation* in Deutschland tragen hier ebenso bei wie Initiativen des *Wiener Wissenschafts-, Forschungs- und Technologiefonds (WWTF)* oder die *nationale Dekade gegen postinfektiöse Erkrankungen*. Über Jahrzehnte hinweg wurde ME/CFS im Vergleich zur Schwere der Erkrankung und der hohen Zahl der Betroffenen systematisch unterfinanziert. Umso mehr braucht es nun langfristige Forschungsinfrastruktur, um bei Diagnostik und Therapie in einem für Betroffene relevanten Ausmaß etwas weiterzubringen.

Das oben skizzierte Netzwerk an spezialisierten Anlaufstellen muss von politischer Seite angestoßen werden. Natürlich benötigt das strukturelle und personelle Ressourcen und ist teuer – aber teuer ist es auch, die Betroffenen unversorgt zu lassen. Der wirtschaftliche

Schaden, der durch ME/CFS entsteht, wurde in den letzten Jahren vermehrt berechnet. Und was wir nicht vergessen dürfen – Menschen mit ME/CFS »verursachen« medizinische Kosten auch dann, wenn man die Existenz oder Relevanz der Erkrankung leugnet. Eine falsch indizierte Reha ist beispielsweise genauso wenig gratis wie notwendige Arztbesuche, Therapie und Pflege nach der daraus entstandenen Verschlechterung.

Pflege ist ein relevantes Stichwort, denn diese wird momentan zum größten Teil von Familien und dem persönlichen Umfeld übernommen. In Österreich gibt es zur Unterstützung seit kurzem eine großartige Initiative: das Projekt *Nordlicht* der *Caritas Socialis Wien*, das sich um schwer betroffene Menschen mit ME/CFS kümmen wird. Es ist aber zu hinterfragen, warum eine spendenfinanzierte Institution Aufgaben übernehmen muss, bei denen von Steuergeld finanzierte Stellen versagen oder sich für nicht zuständig erklären.

Es hat sich in den letzten Jahren durchaus gezeigt, dass es hier auch innerhalb der Medizin Widerstände gibt. Dies hat sicher viele Gründe, einer davon ist der stattfindende Paradigmenwechsel weg von einer psychosomatischen Sicht auf ME/CFS. Umso wichtiger ist es, dass von politischer Seite Fakten geschaffen werden, wie beispielsweise bei der 2027 kommenden Anlaufstelle in Wien oder dem nationalen Referenzzentrum für postinfektiöse Erkrankungen.

Gerade das Referenzzentrum zeigt, dass Wissen, durchaus auch konkrete Anleitungen bezüglich Diagnostikpfaden und Anlaufstellen, schon vorhanden ist. Dass dieses Wissen zu Ungunsten meinungsstarker Verharmlosung oder psychiatrischer Umdeutung noch viel zu oft ungenutzt liegen bleibt, muss geändert werden.

Wir müssen bei der medizinischen Versorgung nicht das Rad neu erfinden. Es gibt bereits gute und in der Praxis etablierte Methoden, die vielen Betroffenen schon jetzt helfen könnten – wenn man die richtigen Rahmenbedingungen zur Verfügung stellt.

Eine normale Versorgung betrifft nicht nur die medizinische Betreuung, sondern auch die soziale Absicherung.

Viele Betroffene sind nicht – oder nur bedingt – arbeitsfähig, in vielen Fällen auch auf pflegerische Unterstützung angewiesen. Dieser Tatsache werden die gutachterlichen Rahmenbedingungen aktuell aber nicht gerecht, und das nicht immer nur, weil an ME/CFS nicht geglaubt wird.

In der Einschätzung der Beeinträchtigung, die durch ME/CFS entsteht, tut man sich gutachterlich schwer. Einerseits ist die PEM in kurzen Begutachtungen nicht objektivierbar, andererseits passt ME/CFS oft nicht in die Bewertungskriterien, die für andere Erkrankungen funktionieren.

Die Kriterien zur Beurteilung von ME/CFS müssen dringlich angepasst werden, um auch dieser Gruppe an kranken Menschen faire Chancen auf Pflegegrad oder Erwerbsminderungsrente zu geben. Derzeit werden Betroffene häufig in zermürbende Rechtsstreitigkeiten gezwungen, die ihre letzte Energie rauben. Die Politik muss hier klare Richtlinien erlassen, damit das unsichtbare Leiden nicht länger als »mangelnde Motivation« missdeutet wird, sondern als schwere körperliche Einschränkung rechtliche Anerkennung findet.

Und auch wenn immer betont wird, dass die spezifische medizinische Fortbildung in der Verantwortung der Gutachter liegt – bei postinfektiösen Syndromen, insbesondere ME/CFS, sind wir leider mit der Tatsache konfrontiert, dass diese in der Ausbildung lange nicht vorgekommen sind. Dass es hier in theoretischem und praktischem Wissen einiges aufzuholen gibt, ist offensichtlich.

Es muss ganz konkret der biopsychosoziale Ansatz konsequent zu Ende gedacht werden. Der soziale Aspekt, wie die Belastung durch Existenzängste nach verweigerten Sozialleistungen, wird bei der Betonung dieses Ansatzes leider viel zu oft vernachlässigt, mit einer überproportionalen Fixierung auf konkrete und zugeschriebene psychische Faktoren. Dass biologische Faktoren regelmäßig in Zweifel gestellt werden, tut hier das Übrige.

Schließlich braucht es eine Aufklärungskampagne, um das soziale Stigma zu brechen. ME/CFS ist kein privates Problem, sondern eine gesundheitspolitische Krise, die durch Long Covid zusätzlich verschärft wurde. Die Politik steht in der Pflicht, über die Gefahren von PEM aufzuklären und das Bewusstsein in Schulen,

Betrieben und Behörden zu schärfen. Nur durch eine staatlich geförderte Entstigmatisierung kann ein Klima entstehen, in dem Betroffene nicht mehr um ihre Glaubwürdigkeit kämpfen müssen. Die betrifft auch gesetzlich verbindliche Rahmenbedingungen für Anpassungen am Arbeitsplatz oder in der Schule, um dies den milder betroffenen Menschen überhaupt erst zu ermöglichen.

Dazu gehört auch die Prävention. Gerade in einer Situation, wo wir noch nicht in der Lage sind, erkrankten Menschen verlässlich auf dem Weg einer Rekonvaleszenz weiterzuhelfen, ist es eine logische Konsequenz, die Anzahl neuer Fälle so gering wie möglich zu halten.

Wenn die Politik ME/CFS zur Priorität macht, sendet sie ein Signal der Wertschätzung an eine vergessene Patientengruppe und legt den Grundstein für eine moderne Medizin, die niemanden zurücklässt. Und das sollte schließlich das Mindeste sein, jedenfalls, bis die Medizin gelernt hat, auch diese Krankheit besser behandelbar zu machen. Denn dafür sieht es gar nicht so schlecht aus.

Die Zukunft: Ein optimistischer Blick nach vorne

Wie schnell es bei ME/CFS zu entscheidenden Durchbrüchen kommt, hängt wesentlich davon ab, wie konsequent die Forschung in den kommenden Jahren finanziert und aufgebaut wird.

Die Ausgangslage ist heute deutlich besser als noch vor wenigen Jahren: Es gibt mehr große Studien, mehr internationale Zusammenarbeit und durch Long Covid auch mehr Aufmerksamkeit für postinfektiöse Erkrankungen. Dennoch sollte man mit festen Zeitprognosen vorsichtig sein. Bis heute gibt es weder einen klinisch validierten Biomarker noch eine zugelassene kausale Standardtherapie für ME/CFS.

Realistisch ist jedoch, dass die nächsten Jahre zu einer besseren biologischen Einordnung der Erkrankung führen – und damit auch zu präziseren diagnostischen Verfahren und gezielteren klinischen Studien. Ein verlässlicher Biomarker würde die Diagnose grundlegend verändern: weg von der jahrelangen Odyssee, hin zu einer schnelleren, objektiveren Einordnung. Das allein wäre bereits ein medizinischer und sozialer Wendepunkt.

Sollten sich in der Forschung belastbare Subgruppen und reproduzierbare biologische Marker für diese Subgruppen bestätigen, könnte dies auch die Entwicklung neuer Therapien deutlich beschleunigen. Wahrscheinlich wird es dabei nicht die eine »Wunderpille« für alle geben, sondern eher unterschiedliche Behandlungsansätze für unterschiedliche Krankheitsmechanismen.

Manche Therapien könnten an Immunprozessen ansetzen, andere an Kreislaufregulation, Stoffwechselveränderungen oder postinfektiösen Fehlregulationen des

Immunsystems. Welche dieser Ansätze sich am Ende als wirksam erweisen, ist offen. Klar ist jedoch: Je besser sich die Erkrankung messen, unterteilen und biologisch verstehen lässt, desto größer wird die Chance, dass aus experimentellen Ideen tatsächlich verlässliche Behandlungen entstehen. Der Übergang, um den es geht, ist also nicht der von völliger Hoffnungslosigkeit zur Wunderheilung, sondern der von einem Zustand des bloßen Verwaltens hin zu einer Medizin, die gezielter eingreifen kann.

Auch langfristig gibt es gute Gründe für vorsichtigen Optimismus. Wenn die zugrunde liegenden Mechanismen besser verstanden werden, wächst auch die Chance, Krankheitsprozesse nicht nur zu lindern, sondern gezielt zu beeinflussen. Ob daraus eines Tages stabile Remissionen oder sogar Heilungen möglich werden, lässt sich heute noch nicht seriös vorhersagen. Doch genau hier wirkt die Forschung zu Long Covid als Katalysator: Sie hat die Aufmerksamkeit für postinfektiöse Krankheitsmechanismen massiv erhöht und Entwicklungen angestoßen, die ME/CFS allein womöglich erst viel später erreicht hätten. Die wissenschaftliche Lage ist deshalb nicht abgeschlossen, aber sie ist so dynamisch wie lange nicht. Wir bewegen uns langsam weg von einer Medizin, die vor allem Symptome abmildert und Betroffene vertröstet, hin zu einer Medizin, die die biologischen Grundlagen der Erkrankung ernst nimmt.

Wenn wir den Blick von der Ebene einzelner Studien auf die Geschichte der Medizin heben, zeigt sich ein bekanntes Muster: Fortschritt verläuft selten geradlinig. Viele Krankheiten wurden über Jahre oder Jahrzehnte verkannt, psychologisiert oder moralisch aufgeladen, bevor ihre biologischen Grundlagen klarer sichtbar wurden. Bei ME/CFS könnte die Gegenwart genau eine solche schmerzhafte Zwischenphase sein. Die biologische Realität der Erkrankung wird immer deutlicher, doch Versorgungssysteme, Begutachtungspraxis und klinischer Alltag hinken diesem Wissen noch hinterher.

Der Wandel ist aber kein Selbstläufer. Er hängt davon ab, ob Betroffene, Forschende, Ärzte und politische Entscheidungsträger den Druck aufrechterhalten. Gerade darin liegt aber auch Hoffnung: Wissen verbreitet sich heute schneller als je zuvor, internationale Vernetzung kann Forschung beschleunigen, und öffentlicher Druck kann reale Prioritäten verschieben.

Der eigentliche Fortschritt wird sich dann zeigen, wenn Menschen mit ME/CFS nicht mehr zuerst um ihre Glaubwürdigkeit kämpfen müssen, sondern die Diagnostik, Versorgung und Unterstützung erhalten, die ihnen zustehen.

Für viele Betroffene kommt jede Verbesserung leider spät – aber sie kommt in einer Zeit, in der die Krankheit wissenschaftlich ernster genommen wird als je zuvor. Wer heute auf Veränderung drängt, tut das deshalb nicht nur für die Gegenwart, sondern auch für alle, die in Zukunft an ME/CFS und anderen postinfektiösen Syndromen erkranken werden.

Sicher ist nicht, wann der entscheidende Durchbruch kommt. Sicher ist aber, dass Stillstand nicht naturgegeben ist. Je mehr Wissen, Forschung und öffentlicher Druck zusammenkommen, desto kleiner wird der Raum, in dem diese Krankheit weiter übersehen werden kann.

Weiterführende Informationen

Stellen, an die Sie sich als Betroffener oder Angehöriger wenden können:

Deutsche Gesellschaft für ME/CFS e.V. ist die wichtigste Patientenorganisation in Deutschland. Sie bietet Unterstützung bei der Arztsuche, informiert über Therapien und klärt über die Krankheit auf.
https://www.mecfs.de/

Fatigatio e.V. Bundesverband ME/CFS ist eine weitere Organisation in Deutschland, die sich für Betroffene von ME/CFS einsetzt.
https://www.fatigatio.de/

Das **Fatigue Centrum der Charité** in Berlin erforscht Erschöpfungserkrankungen. Neben Behandlung wird dort auch Forschung betrieben.
https://www.cfc.charite.de/

Die **Österreichische Gesellschaft für ME/CFS** bietet Hilfe und Information für Betroffene an.
https://www.mecfs.at/

Das **Nationale Referenzzentrum für postvirale Symptome** forscht rund um das Thema und organisiert Weiterbildungen.
https://www.postviral.at